用DeepSeek
问诊指南

冯福清　王记委◎主编

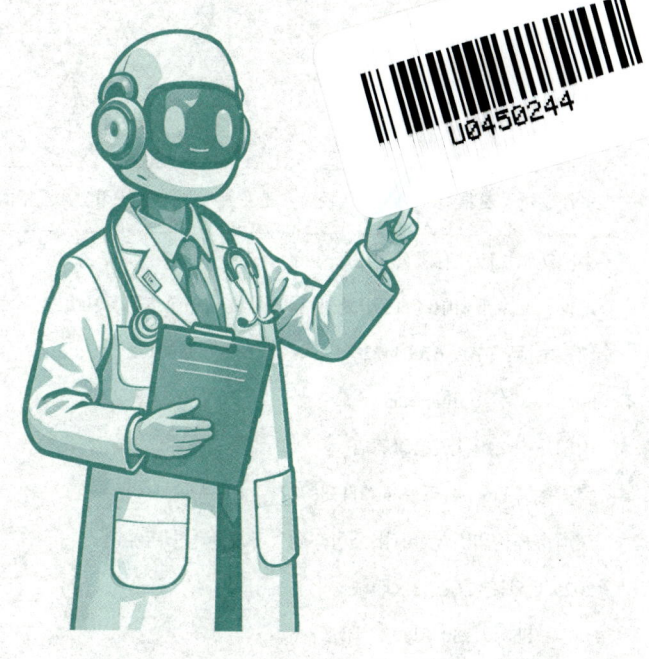

中国纺织出版社有限公司

图书在版编目（CIP）数据

用DeepSeek问诊指南 / 冯福清，王记委主编. —— 北京：中国纺织出版社有限公司，2025.5. ——ISBN 978-7-5229-2782-4

I. R197.1-39

中国国家版本馆CIP数据核字第20252YR874号

责任编辑：樊雅莉　　责任校对：王花妮　　责任印制：王艳丽

中国纺织出版社有限公司出版发行

地址：北京市朝阳区百子湾东里A407号楼　邮政编码：100124

销售电话：010—67004422　传真：010—87155801

http://www.c-textilep.com

中国纺织出版社天猫旗舰店

官方微博 http://weibo.com/2119887771

三河市祥达印刷包装有限公司印刷　各地新华书店经销

2025年5月第1版第1次印刷

开本：880×1230　1/32　印张：6

字数：115千字　定价：68.00元

凡购本书，如有缺页、倒页、脱页，由本社图书营销中心调换

前　言

亲爱的朋友，你是否经历过这样的场景？

凌晨三点胃痛到蜷缩，却不知道该挂消化内科还是急诊科；面对天书般的检查报告，连"白细胞升高"都要百度半天；慢性病吃不同种类的药，却不知道这些药会不会"打架"……看病像闯迷宫，每一步都让人心力交瘁。

今天，我要向你介绍一位24小时在线的"就医导航员"——DeepSeek。它不是冷冰冰的智能程序，而是一位既专业又贴心的健康管家。从挂号问诊到康复管理，它像老朋友一样陪你走完就医全程，甚至比你更了解你的身体。

这本书不是枯燥的说明书，而是一本"就医生存指导"。在这本书里，你会学到以下知识。

如何用"聊天式提问"明确病因：对着手机说"我胸口像压石头，左胳膊发麻"，DeepSeek立刻告诉你该挂心内科还是直奔急诊。

怎样让检查报告"说人话"：上传血常规报告，AI会自动标红异常指标，用买菜打比方解释"CT像切冬瓜片，MRI像拍茄子纹路"。

用药安全的"三重防护网"：拍张药盒照片，就能知道阿司匹林和布洛芬能不能一起吃，它还能每天准时提醒你"该吃药了"。

异地就医的"通关攻略"：检查报告各家医院互认、医保报销智能计算，甚至教你如何用方言和"120"进行沟通。

无论你是手忙脚乱的新手爸妈、异地打拼的上班族，还是需要长期管理的慢性病患者，这本书都能成为你的就医帮手。

翻开它，你会发现：

凌晨突发胸痛时，DeepSeek能像"急救指挥官"一样，3分钟内生成电子病历直通医院；

看不懂的肺结节报告，DeepSeek能标注风险等级，还能对比历年数据从而预测癌变概率；

就连最难挂的专家号，也能用"挂号三阶攻略"助你一臂之力，还能智能识别"伪专家"，帮你避坑。

我们花了大量时间，把三甲医院主任问诊的智慧、药剂师的用药宝典、急诊科医生的急救经验，全部浓缩进这本书中。

现在，请深呼吸，放松紧绷的神经。从今天起，让看病不再是令人焦虑的过程，而是一场充满科技温度的健康之旅。DeepSeek就像可以装进口袋的"三甲医院"，随时随地，有问必答。

翻开下一页，开启你的"智慧就医时代"吧！

编 者

2025年3月

目 录

第一章　DeepSeek就医启程指南

第一节　DeepSeek 功能定位与核心优势 / 002
一、会聊天的健康顾问 / 002

二、随时能查的医疗知识库 / 003

三、检查翻译官：天书报告秒变"大白话" / 004

四、用药安全监督员 / 004

五、个性化健康管家 / 005

六、隐私守护者 / 005

第二节　快速上手操作指南 / 007
一、网页版快速入门 / 007

二、手机 App 实操指南 / 008

三、高效提问公式 / 009

四、看病四步口诀 / 010

五、特殊场景通关攻略 / 011

六、DeepSeek 使用段位教学 / 012

第三节　医疗场景全流程覆盖 / 013
一、智能问诊篇 / 013

二、报告解读篇 / 014

三、治疗方案篇 / 015

四、科研加速篇 / 016

五、隐私保护篇 / 017

第二章 精准提问四步法

第一节 结构化指令模板（背景＋症状＋任务＋格式要求）/ 020

一、背景：给 DeepSeek 装上"导航仪"（新手必学）/ 020

二、症状：像医生问诊一样描述问题（进阶技巧）/ 021

三、任务：给 DeepSeek 画出"终点线"（高手秘籍）/ 022

四、格式：像搭积木一样组合答案（效率翻倍）/ 024

五、避坑指南：90% 的人都会犯的错（防坑必备）/ 026

第二节 典型错误指令解析 / 027

一、学术化表达：让 DeepSeek "看不懂人话" / 027

二、信息过载：让 DeepSeek "消化不良" / 028

三、避坑指南：提问的"三大纪律" / 030

第三节 进阶技巧：显式指令与数据源选择 / 032

一、显式指令：给 DeepSeek 装"科室导航" / 032

二、数据源选择：给 DeepSeek 配"医学工具箱" / 034

三、避坑指南：提问的"三大纪律"（防坑必备）/ 035

第三章 分场景实战指南

第一节 常见症状处理 / 040

一、发热／咳嗽／腹痛等症状的 DeepSeek 问诊模板 / 040

二、其他高频症状模板 / 046

目 录

三、万能急救模板（记到手机备忘录）/ 047

第二节　药品使用三问法 / 048

一、禁忌三问：用药前的"红绿灯检查"/ 049

二、冲突四查：药物"打架预警系统"/ 050

三、不良反应管理：身体"异常警报"处理指南 / 052

四、家庭药箱管理三件套 / 053

第三节　小病快速处理模板 / 056

一、过敏性皮疹：48小时止痒作战（全指令覆盖）/ 056

二、脚踝扭伤：72小时消肿指南（分阶指令）/ 057

三、口腔溃疡：5天愈合加速包（全场景覆盖）/ 058

四、过敏性鼻炎：从"喷嚏连天"到"呼吸自由"的全季节攻略 / 059

五、轻度晒伤：从"红烧皮肤"到"冷静修复"的72小时SOP / 061

第四节　DeepSeek助你三步精准挂号 / 063

一、从症状到科室的智能匹配逻辑 / 063

二、医院选择：三甲 vs 社区的"黄金决策法则"/ 069

三、名医筛选避坑指南：如何识别"伪专家"/ 074

四、慢性病管理一：糖尿病/高血压动态监测与用药调整 / 080

五、慢性病管理二：个性化健康计划生成 / 085

第五节　检查报告解读 / 090

一、血常规/影像学分析 / 090

二、影像学报告：让"黑白照片"会说话，检查项目优化建议 / 092

三、操作指南：DeepSeek报告解读三步法 / 093

四、检查项目优化建议：CT与MRI选择对比 / 096

五、大病辅助诊断与治疗监督 / 101

第四章　特殊场景应对策略

第一节　危急症状红名单（胸痛/高热/意识模糊等）/ 110

一、胸痛：胸口压大石？三步救命法 / 110

二、高热：身体烧开水？儿童/成人区别应对 / 111

三、意识模糊：大脑死机？黄金4分钟行动指南 / 112

第二节　急救措施指令问答模板大全 / 114

一、儿童烫伤处理指南 / 114

二、鱼刺卡喉急救手册 / 115

三、中风识别三分钟教程 / 116

四、家庭急救包智能升级 / 117

五、家庭急救包必备物品清单 / 118

第三节　意外伤害处理：骨折/动物咬伤急救全攻略 / 120

一、骨折急救：摔倒后千万别乱动 / 120

二、动物咬伤：小狗小猫也危险 / 121

三、DeepSeek急救提问宝典 / 123

第四节　异地就医攻略 / 125

一、认准"医疗通行证"：报告单上的"小星星" / 125

二、全国通用的"医疗货币"清单 / 127

三、必须重做的"六大铁律" / 128

四、检查单跨省使用准备指南 / 129

五、哪些项目能"一单通用" / 130

六、这些情况必须重做！别心疼钱 / 131

七、如何让检查单"全国通关" / 132

目 录

第五节　医保报销智能查询 / 134

一、基础操作：医保报销"入门三招" / 134

二、跨省就医：报销比例"智能计算器" / 135

三、急诊抢救：72 小时黄金补救 / 136

四、智能管家：报销进度"实时追踪" / 138

第五章　安全使用手册

第一节　虚假信息识别与规避 / 142

一、DeepSeek 虚假信息怎么办 / 142

二、如何快速识别 DeepSeek 在"编故事" / 143

三、规避虚假信息的"三步验证法" / 144

四、证据等级快速判断指南 / 145

五、典型案例 / 146

第二节　隐私保护与数据脱敏 / 148

一、诊室里的"隐私盾牌" / 148

二、病历本的"隐身术" / 149

三、手机问诊的"防盗锁" / 150

第三节　医疗建议确认原则 / 152

一、这些情况别犹豫，马上打"120" / 152

二、这些病必须面对面看医生 / 154

三、在线问诊的正确打开方式 / 155

四、这些坑千万别跳 / 156

五、万能问诊模板 / 157

第六章　高阶功能解锁

第一节　病历自动生成与优化 / 160

一、急诊抢救：3分钟生成救命病历（SOAP）/ 160

二、糖尿病管理：打造终身健康档案 / 161

三、教学查房：5分钟完成病例汇报 / 163

四、避坑指南（保命三原则）/ 164

第二节　科研网页速览与分析 / 166

一、文献筛选：像"挑水果"一样找好文章 / 166

二、数据提取：拆解论文 / 167

三、指南解读：把"天书"变成"说明书" / 169

第三节　健康数据可视化 / 171

一、高血压管理：从"数字堆"到"趋势图" / 172

二、糖尿病管理：让血糖值"会说话" / 173

三、用药管理：像"快递追踪"一样清晰 / 175

第四节　健康预警系统 / 178

一、预警场景全覆盖（哪些情况必须警惕）/ 178

二、数据准备与上传指南（精准预警的前提）/ 179

三、异常数据自动提醒示例 / 180

四、个性化干预方案生成（从"预警"到"行动"）/ 181

第一章
DeepSeek就医启程指南

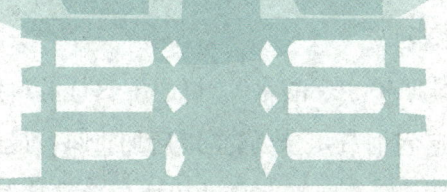

第一节　DeepSeek功能定位与核心优势

亲爱的朋友，今天我要给你介绍一位 24 小时在线的"就医导航员"——DeepSeek。它可不是冷冰冰的智能程序，而是像一位既专业又贴心的健康管家，从挂号问诊到康复管理全程陪伴，让你的就医之路变得像聊天一样轻松。

让我们揭开它的神奇面纱，看看这个"医疗百事通"到底有多厉害！

一、会聊天的健康顾问

想象这样的场景：凌晨三点胃部突感不适，你对着手机说："我胃疼得睡不着，还总反酸水，该挂哪个科？"DeepSeek 立刻温柔回应："亲爱的，这种情况建议优先挂消化内科！需要我帮您整理症状描述模板吗？"

它不仅能听懂"反酸水""烧心"这样的口语化描述，还能像老朋友般追问细节："疼痛是饭后加重吗？最近有没有吃过辛辣食物？"根据你的回答，自动生成包含发病时间、症状特点、用药史的电子病历，直接推送医院挂号系统流程，省去手写填表的麻烦。

- 核心优势

支持方言识别，四川大爷说"扯噗汗（打呼噜）"，它秒懂是睡眠呼吸问题。7×24 小时在线，半夜突发胸痛也能第一时间得到就医指引。

• 方言功能对比

方言类型	用户输入	DeepSeek 解析	传统 AI 误判案例
四川话	"扯噗汗"	识别为"睡眠呼吸暂停"	误判为"打喷嚏"
粤语	"屙肚"（腹泻）	关联"急性肠胃炎"建议	误判为"腹痛"
东北话	"脑瓜仁疼"（头痛）	推荐神经内科挂号	误判为"头皮问题"

二、随时能查的医疗知识库

这位"医学博士"的脑容量超乎想象。

问："CT 和 MRI 哪个看得更清楚？"

它会用买菜打比方帮你更容易理解："CT 像切冬瓜片看结构，MRI 像给茄子拍照看纹路，骨头选 CT，神经看 MRI。"

问："糖尿病病人能喝粥吗？"

它会结合最新《中国糖尿病膳食指南》回答："可以喝杂粮粥！推荐燕麦＋荞麦＋绿豆组合，控制在一小碗（200 mL），搭配凉拌黄瓜更好。"

• 知识储备

覆盖 3 000+ 疾病知识，连"熊猫眼"的 6 种成因都能讲明白。

- **数据权威性**

DeepSeek 的医学数据涵盖了大量医学文献、临床指南及病历记录，这些数据均来源于权威数据库，并经过了严格的筛选与验证。

此外，随着新研究的不断发表和技术的发展，DeepSeek 定期更新其算法和知识库，以确保所提供的信息保持时效性和准确性。

三、检查翻译官：天书报告秒变"大白话"

有了 DeepSeek，让你面对天书般的化验单不再发愁。上传血常规报告，DeepSeek 瞬间变身"检验科医生"：

高亮异常指标："白细胞 15×10^9/L［正常（3.5~9.5）$\times 10^9$/L］可能提示细菌感染。"

智能对比历史数据："比上个月检查升高了 30%，建议三天后复查。"

生成可视化趋势图：用折线图展示半年内血糖变化。

- **特色功能**

影像学报告解读：能识别 CT 片上的"磨玻璃结节"，并标注风险等级。

用药关联分析：发现你正在服用激素时，会自动提示"白细胞升高可能是药物反应"。

四、用药安全监督员

把药盒拍照上传，立刻获得"三重防护"。

配伍禁忌检测："阿司匹林遇上布洛芬会'打架',建议间隔 4 小时服用。"

不良反应预警："服用头孢后喝酒可能引发休克,服药期间请戒酒。"

- 创新设计

基于大数据分析,DeepSeek 能够预测特定药物可能出现的副作用,并给出适合的预防措施或替代方案。

五、个性化健康管家

输入身高及体重,就能获得"私人订制"方案。例如:
早餐:燕麦粥(50 g)+水煮蛋(1 个)。
午餐:香煎鸡胸肉(100 g)+蒜蓉西蓝花(200 g)。
晚餐:清蒸鲈鱼(半条)+杂粮饭(小米:大米 =1 : 1)。
运动建议:今日空气质量良,推荐跑步 3 公里(配速 7 分钟 / 公里)。

还能提供疾病预防与筛查建议:

结合年龄、性别、家族病史等个体特征,科学推荐相应的健康体检项目与疫苗接种计划,从而有利于疾病的早期筛查与预防。

六、隐私守护者

看病最怕信息泄露?DeepSeek 有"三重保险"。

数据加密传输：所有对话均采用 SSL/TLS 加密（类似银行网站的安全协议），防止第三方截取信息。

最小化数据收集：不要求提供姓名、地址等个人信息，用药记录等敏感信息仅供临时处理，不会强制存储。

控制权自主：可随时删除单条记录。

- 安全保障

通过国家三级等保认证，采用银行级加密技术。

权限分级管理：家属只能查看用药提醒，无法查看诊断详情。

- 新增功能对比表

传统就医痛点	DeepSeek 解决方案
半夜突发症状无处咨询	24 小时在线，3 秒响应
检查报告像"天书"	异常指标高亮 + 趋势图生成
用药冲突风险高	配伍禁忌自动检测（如阿司匹林 + 布洛芬警告）
隐私泄露担忧	本地化部署 + 阅后即焚功能

◇ 测测你是否会用DeepSeek

问题 1：孩子发烧时，以下哪项是 DeepSeek 无法完成的？

A. 指导物理降温　　　　B. 开处方药

C. 推送附近急诊　　　　D. 生成电子病历

答案：B. 开处方药（用药需医生确认）。

问题 2：体检发现"肺结节直径为 8 mm"，应该如何处理？

A. 立即手术

B. 用 DeepSeek 分析风险 + 制订复查计划

C. 百度自查

答案：B. 用 DeepSeek 分析风险 + 制订复查计划。

> 一句话总结

DeepSeek= 会聊天的三甲医生 + 行走的医学图书馆 + 贴身的用药助手。从挂号前的症状整理，到康复期的健康管理，它就像你的"就医导航仪"，让看病不再像走迷宫。

第二节　快速上手操作指南

三步注册 + 五步提问，5 分钟成为 DeepSeek 使用达人！

一、网页版快速入门

Step 1：零门槛访问

打开浏览器，输入官网地址 https://chat.deepseek.com，无须下载任何软件，直接进入网页版。若遇高峰期卡顿，建议凌晨或清晨使用。

Step 2：一键注册

点击右上角"注册/登录",用手机号或邮箱填写信息,设置密码即可完成。支持微信扫码快捷登录,适合临时查资料。

Step 3：开启深度思考

点击右上角"深度思考"图标(默认使用v3模型),切换为R1模型后,回答更精准。适合复杂医疗问题拆解。

• **核心功能速览**

智能问答：输入症状描述,直接获取科室推荐(如"胃疼反酸挂什么科?")。

多模态交互：上传检查报告图片,DeepSeek自动标注异常指标。

实时联网搜索：查询最新医保政策或药品说明书。

二、手机App实操指南

Step 1：下载安装

iOS：App Store搜索"DeepSeek-AI智能助手"或"深度求索"下载。

安卓：应用市场搜索"DeepSeek",或通过官网获取安装包

（需允许"未知来源应用"）。

Step 2：登录与设置

支持手机号、微信登录，建议绑定微信以方便跨设备同步。在"设置"中可调整回答风格（严谨/幽默）和语言（中/英/日等）。

- 隐藏技巧

通勤时用手机"语音备忘录"功能记录症状，回家转换成文字再上传分析。

帮你整理一份用药清单，方便你进行设置提醒。

三、高效提问公式

- DeepSeek初级指令（新手版）

"医生帮我看下这个CT报告。"→ 医生可能回："建议进一步检查。"（说了等于没说）

正确操作：就像网购客服问你"要买啥"——你得说清楚具体要求。

例如："我爸65岁，抽烟30年，CT报告说右肺有直径8 mm结节（图片已传），这会是癌吗？要不要马上开刀？请用大白话解释，再给个复查方案。"

- DeepSeek优化进阶指令（进阶版）

（1）病人一般信息（年龄、性别、病史）："我妈55岁，有糖尿病5年。"

（2）哪里不舒服（像报警说清楚地点）："胸口痛了3小时，

像大石头压着，左肩膀也跟着疼。"

（3）要医生干啥（别让人猜）："推荐最该做的检查"或"吃药要注意啥。"

（4）回答格式（像点菜）："分条写，每条别超过10个字。"

- DeepSeek高级玩转指令（高手秘籍）

遇到复杂病情时，可以加以下"魔法咒语"：

"假设你是北京协和医院呼吸科主任，用2024最新诊疗指南分析……"（角色扮演法）

"如果结节3个月内增大50%，给出3种应急处理方案。"（极限假设法）

"请用生物进化论解释癌细胞扩散原理。"（认知升维法）

四、看病四步口诀

就像炒菜要备齐油盐酱醋，看病也要准备齐以下资料：

病人档案卡；

年龄及性别不能少（像"65岁男性"比"我爸"更详细）；

病史要说清年限（"糖尿病5年"比"有糖尿病"更准确）；

家族病史很重要（"奶奶得肺癌去世"这种要重点说）；

症状说明书。

症状例如疼痛要像描述"天气预报"一样准确表述：

哪里痛？（右胸还是左胸）

怎么痛？（针扎样？火烧样？）

啥时候开始的？（3天前晚饭后）

持续多久？（每次疼 5~10 分钟）

伴随症状？（例如冒冷汗/想吐）

需求任务单：

要检查？说清楚类型"推荐最适合的心脏检查"；

问用药？限定范围"这药和降压药冲突吗？"

做决策？给出选项"保守治疗和手术各有什么风险？"

回答格式条（像点外卖的备注）：

"用东北话解释。"（文化适配法）

"分 5 条写，每条带表情包。"（格式指定法）

"对比三家医院的治疗方案。"（平行宇宙法）

五、特殊场景通关攻略

- **异地看病像出差**

　　初级操作：上传本地报告，说"帮忙看看上海华山医院认不认这个检查"。

　　高手操作："对比北京协和医院、广州中山医院对肺结节的诊疗差异，附医保报销攻略。"

- **隐私保护三件套**

　　基础版：在问题开头加医疗隐私（像微信置顶）。

　　进阶版：用医院专用系统（数据不上网，像保密文件柜）。

大神版："请用密码学原理设计病历加密方案"（技术迁移法）。

六、DeepSeek使用段位教学

- **青铜玩家（新手）**

    记住四件套口诀："谁得病+哪里不舒服+要干啥+怎么回答。"
    例如："我32岁女，头痛3天，太阳穴跳着痛，需要吃布洛芬吗？分两点回答。"

- **白银玩家（熟手）**

    加专业buff："用2024美国心脏病学会指南分析……"
    加数据支撑："附近3年类似病例治愈率统计表。"

- **黄金玩家（专家）**

    （1）**反向验证**："这个诊断方案有什么漏洞？假设我是病人家属会怎么质疑？"（反向刺激法）
    （2）**资源整合**："基于现有降压药+体检报告，设计个性化康复方案。"（资源整合法）
    （3）**风险预演**："如果手术后感染，请给出三级应急预案。"（黑洞规避法）

> **一句话总结**

用App就像随身带了个24小时值班的智能医生，记住"问病如报警，要素要齐全"，配合身份扮演+专业话术，看病咨询效率直接翻倍！

第三节　医疗场景全流程覆盖

一、智能问诊篇

- **初级指令（新手级）**

"我皮肤长红疹子，帮忙看看。" → 医生可能回复："建议皮肤科就诊。"（说了等于没说）

正确操作：就像拨打"110"报警电话一样要说清时间、地点及人物。

"我35岁，昨天吃海鲜（螃蟹）后手臂起红疹，像蚊子包一样痒，没过敏史，需要涂什么药？"

- **进阶指令（熟手版）**

（1）病史三件套："有糖尿病5年，最近血糖控制不好！"

（2）症状细节："红疹分布在肘窝和膝盖后侧，晚上痒得睡不着！"

（3）检查助攻："血常规显示嗜酸性粒细胞15%（附图），是否要查过敏原？"

→ 系统自动生成"过敏性皮炎排查清单"。

- **高级玩法（专家模式）**

（1）穿戴设备联动："同步手环数据，发现皮疹发作时心率加快20%。"

（2）环境因素分析："最近搬新家，是否与甲醛超标有关？"

（3）用药交叉验证："正在吃降压药，是否会引起药疹？"

→ 输出"环境—用药—体质三维评估报告"。

→ 追问逻辑流程图（分步骤展示 AI 如何追问细节）。

- **内容示例**

  用户主诉 → AI 追问病史 → 追问症状细节 → 关联检查结果 → 生成诊断建议。

二、报告解读篇

- **初级指令（菜鸟级）**

  拍张 CT 报告问："有没有问题？"

  → 收到"天书"般的回复："右肺见磨玻璃结节，建议随访……"

- **进阶指令（达人版）**

  历史对比："这是今年三次的甲状腺检查报告。"（附 3/6/9 月数据）

  关键指标："TSH 从 2.5 mIU/L 升到 4.8 mIU/L，要调整药量吗？"

  生活关联："最近在备孕，药物影响胎儿吗？"

  → 生成"指标变化趋势图 + 用药指导"。

- **高级玩法（大神级）**

  影像增强解读："在 CT 图上用红圈标出可疑结节区域。"

基因交叉分析："BRCA1 基因突变+乳腺增生史，患癌风险等级？"

多模态整合："结合胃肠镜报告判断肠道菌群影响。"

→ 输出"多维度癌症风险评估"。

- 报告解读对比

传统方式	DeepSeek 解析
医生口头解释术语，难以理解	可视化标注结节位置（附 CT 标注图）
患者自行搜索信息，较为混乱	生成风险等级（低/中/高）+复查方案
历史报告对比耗时间	自动生成半年内结节大小变化趋势图

三、治疗方案篇

- 初级指令（大众版）

"糖尿病怎么治？"

→ 得到万能回复："控制饮食，多运动！"

- 进阶指令（精准版）

习惯全记录："每天走 6 000 步，早餐爱吃油条、豆浆。"

用药反馈："吃二甲双胍拉肚子，能换药吗？"

数据支撑："同步血糖仪 7 天波动曲线。"（附图）

→ 生成"个性化控糖方案"，精确到"每周三早餐后加测血糖"。

- **高级玩法（顶配版）**

  疗效预测："用 PD-1 抑制剂，3 年生存率预估多少？"

  费用攻略："医保报销后自费部分对比。"

  不良反应预警："联合放疗可能患口腔溃疡的概率及应对方法。"

  → 输出"治疗路径沙盘推演"，含有 5 种应急预案。

- **治疗方案对比**

维度	传统方案	DeepSeek 方案
用药选择	二甲双胍（胃肠道反应大）	缓释二甲双胍 + 个性化用药时间
饮食建议	"少油少盐"抽象建议	定制食谱（附热量计算 + 采购清单）
监测频率	每月 1 次门诊	实时血糖仪数据同步 + 异常预警

四、科研加速篇

- **初级指令（小白级）**

  "帮我查肺癌资料。" → 得到 10 万篇文献，直接看晕。

- **进阶指令（研究员版）**

  精准筛选："近 5 年 $EGFR$ 突变型肺癌病例。"

  数据清洗："排除化疗不足 3 周期的病例。"

  统计分析："生成生存率曲线，计算 P 值。"

→ 自动打包"临床研究数据包"（网页附某医院经验）。

- **高级玩法（学术大牛）**

    创新假设："基于肠道菌群提出免疫治疗新理论。"

    跨学科整合："中医体质辨识 + 放疗营养方案。"

    论文全自动："按《柳叶刀》格式生成初稿，带参考文献 [1–25]。"

    → 完成从数据到顶刊论文的流水线生产。

- **内容示例**

    研究选题 → 文献筛选（AI 排除低质量论文）→ 数据清洗 → 统计分析（自动生成图表）→ 论文撰写（模板化生成）。

五、隐私保护篇

- **初级操作（基础版）**

    上传报告前用马赛克遮住身份证号（像朋友圈打码）。

- **进阶操作（安全版）**

    添加隐私保护标签，自动启动银行级加密；

    设置对话 24 小时后自动销毁（像阅后即焚）。

- **高级防护（特工级）**

    指纹验证才能查看诊断建议。

    报告解读后原始文件自动粉碎。

    生成虚拟身份代替真实姓名就诊。

用 DeepSeek 就像请了全天候在线的三甲医院专家团。

青铜玩家记口诀:"说症状+传报告+问需求。"

白银高手加 buff:"穿数据+跨学科+引指南。"

黄金大神玩联动:"保隐私+搞科研+订方案。"

按这个路线升级,您就是医院里最懂科技的看病达人!

一句话总结

DeepSeek 就像你的贴身健康管家,从挂号问诊到科研创新,全程帮你省心省力!

第二章

精准提问四步法

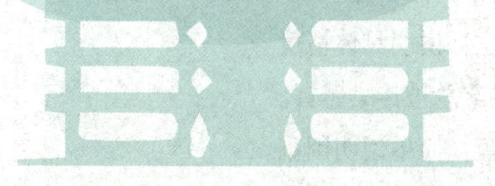

第一节　结构化指令模板
（背景+症状+任务+格式要求）

一、背景：给DeepSeek装上"导航仪"（新手必学）

- **作用**

　　让 DeepSeek 知道你在什么场景下提问，避免答非所问。例如你问"宝宝发烧怎么办"，但没说宝宝多大、发烧多少度，DeepSeek 可能给出矛盾的建议。

- **实操技巧（用生活场景举例）**

　　身份定位：直接点明角色。
　　"我是新手妈妈，宝宝8个月大。"
　　场景描述：说明具体情境。
　　"最近宝宝总被传染感冒。"
　　现有问题：简单说明困难。
　　"宝宝咳嗽有痰，吃了药也不见好。"

- **示例**

　　"我是新手爸爸，宝宝1岁半，最近连续3天晚上发烧到38.5 ℃，用了退烧贴但没效果，家里只有儿童感冒药，该怎么办？"

图表类型：背景信息对比表（模糊提问 vs. 结构化提问）。

- **内容示例**

模糊提问	结构化提问（背景）
"宝宝发烧怎么办？"	"1 岁宝宝，体温 39 ℃持续 6 小时"
"老人头晕挂什么科？"	"70 岁男性，有高血压病史 5 年，头晕伴耳鸣"

二、症状：像医生问诊一样描述问题（进阶技巧）

把模糊的"不舒服"变成清晰的"诊断依据"。例如你说"宝宝不爱吃饭"，但没说是一直不爱吃还是最近才这样，DeepSeek 可能开错药方。

- **实操技巧（用医学案例拆解）**

  时间线：说明问题多久了。
  "宝宝最近 1 个月晚上睡觉总哭闹。"
  "爷爷半年前开始记性变差！"

  具体表现：用细节描述症状。
  "拉肚子像水一样，还有泡沫。"
  "吃饭时手抖得夹不住菜！"

已尝试方法：列出所有努力。

"试过丁桂儿脐贴，没效果。"

"带爷爷去看过社区医生，说没大问题！"

- 示例

"我家老人最近 2 周总说头晕，尤其是起床和躺下时特别明显，量了血压是 150/90 mmHg，之前吃过降压药但不良反应大，现在不知道该怎么办。"

- 症状描述流程

（1）时间线：疼痛持续 3 天。

（2）具体表现：右下腹绞痛，按压加重。

（3）伴随症状：恶心、低烧，体温 37.8 ℃。

三、任务：给 DeepSeek 画出"终点线"（高手秘籍）

明确你到底想要什么答案，避免 DeepSeek 跑偏。例如你说"帮我查糖尿病"，但没说要食谱还是治疗方法，DeepSeek 可能给你讲医学论文。

- 实操技巧（分三档指令）

初级指令（直接要答案）

"推荐 3 款适合糖尿病患者的零食，要无糖的；

请用大白话解释什么是高血压。"

进阶指令（加约束条件）

"作为营养师，帮我制订1周的糖尿病食谱，要求：

（1）每餐不超过400千卡；

（2）含膳食纤维丰富的食物；

（3）用图文食谱卡片展示。"

高级指令（混合格式）

"分析糖尿病并发症风险，请用：

（1）3个最常见并发症的对比表格；

（2）预防措施的时间管理清单（每天/每周/每月）；

（3）附急救措施的思维导图链接。"

- 示例

"我爸刚确诊糖尿病，医生让控制饮食，但不知道具体该怎么做。请提供：

（1）5种适合他的主食替代品；

（2）每日三餐搭配方案（附热量计算）；

（3）购买食材的超市清单模板。"

任务需求拆解模板（分优先级与格式要求）。

- **内容示例**

需求类型	正确指令	错误指令
检查建议	"推荐最适合的心脏检查"	"要做啥检查？"
用药咨询	"这药和降压药冲突吗？"	"能吃药吗？"
决策支持	"保守治疗和手术各有什么风险？"	"该不该做手术？"

四、格式：像搭积木一样组合答案（效率翻倍）

- **精准四步提问法**

初级：

"30 岁男性（背景）；

间歇性上腹痛 2 周（症状）；

推荐非处方药及用药建议（任务）；

分点列出并注明注意事项（格式）。"

中级：

"55 岁女性（背景）；

餐后上腹疼痛持续 3 天（症状）；

服用奥美拉唑 20 mg/d 无效（治疗史）；

推荐需优先考虑的检查项目（任务）；

按紧急程度排序并附简明说明（格式）。"

高级：

"作为消化科主任医师（角色）；

针对幽门螺杆菌阳性的胃溃疡患者（背景）；

对比埃索美拉唑+铋剂+克拉霉素+阿莫西林方案与新型钾离子竞争性酸阻滞剂+铋剂+抗生素方案（任务）；

输出包含根除率、费用、不良反应发生率的对比表格（三线制表，含医保覆盖信息）（格式）。"

作用：

让 DeepSeek 直接输出可用的"工具包"。

- **实操技巧（医学场景案例）**

结构模板： 指定逻辑框架。

"问题—原因—解决方案—预防措施。"

"症状—检查项目—治疗方案—日常护理。"

呈现方式： 选择最方便的格式。

"用流程图展示急救步骤。"

"生成带药品说明的 PDF 手册。"

风格调整： 根据场景切换语气。

医学术语版： "请用 ICD-11 标准分类该症状。"

通俗版： "用大白话解释这个检查报告。"

- **示例**

"我妈被诊断为胃溃疡，医生开了药但没说怎么吃。请提供：

（1）7天用药时间表（早中晚各几片）；

（2）饮食禁忌清单（图文对照）；

（3）紧急情况处理指南（如吐血怎么办）；

（4）采用表格制时间表、图文分栏禁忌清单、分点紧急处理流程，标注药物剂量单位及医学依据（实时监控病情变化）。"

结构化指令模板（分栏式排版）。

- **内容示例**

【背景】65 岁男性，吸烟史 30 年。

【症状】胸痛放射至左臂，持续 20 分钟。

【任务】推荐最紧急的检查项目。

【格式】采用分点制表形式，标注检查项目、检查目的、紧急程度及医学依据。

五、避坑指南：90%的人都会犯的错（防坑必备）

- **一次性抛出所有问题**

错误："宝宝发烧、咳嗽、流鼻涕，怎么办？"

正确："先分析发烧原因，再讲咳嗽护理，最后说流鼻涕处理。"

- **缺少约束条件**

错误："推荐降糖药。"

正确："推荐适合老年人的国产降糖药，要不良反应小的。"

- **一次性问太多**

错误："帮我挂号、问诊、开药。"

正确："先教我怎么用手机挂号，再问诊注意事项。"

儿童发烧处理全流程（从提问到解决）。

• 内容示例

（1）背景：3 岁宝宝，体温 39.5 ℃。
（2）症状：无咳嗽，食欲下降，手脚发冷。
（3）任务：退烧药选择与护理建议。
（4）格式：采用分项制表形式，标注药物剂量计算公式、护理操作步骤及医学依据，引用权威指南。

一句话总结

像教小朋友写作文一样，把问题拆成"谁、在什么情况下、要解决什么、用什么方式回答"，DeepSeek 秒变贴心小助手！

背景＝场景说明书，症状＝诊断单，任务＝任务卡，格式＝工具箱。四者组合起来，DeepSeek 秒变你的专属健康管家。

第二节　典型错误指令解析

一、学术化表达：让DeepSeek"看不懂人话"

案例一：直译闹笑话。
病人问："医生，我的'辨证论治'结果是什么意思？"
DeepSeek 误答："Dialectical Treatment of Spleen Qi Deficiency."（脾气虚的辨证治疗）。
问题：机械套用专业术语（"辨证论治"直接翻译成英文）。
后果：病人一头雾水，根本不知道"脾气虚"是什么！

正确示范：

"医生，我这个中医诊断'脾气虚'，能简单解释下吗？和消化不良有关系吗？"

中医术语误译对比表（错误翻译 vs. 正确解析）。

- 内容示例

错误指令	正确指令	DeepSeek 优化回复
"辨证论治"直译	"中医说我脾胃虚弱，能解释吗？"	"脾胃虚弱需调理饮食，避免生冷食物"
"上火"翻译为"Fire"	"最近牙龈肿痛，口干舌燥"	"可能阴虚火旺，建议菊花茶+规律作息"

案例二：中式英语雷区。

病人问："我的检查报告显示'TSH值偏高'，严重吗？"

DeepSeek 误答："This patient's thyroid-stimulating hormone level is elevated."

问题：堆砌复杂句式（直接翻译医学缩写）。

后果：病人连"TSH"是什么都不知道，更别提理解结果了。

正确示范：

"医生，我的'TSH'指标比正常值高，这说明什么问题？需要治疗吗？"

二、信息过载：让DeepSeek"消化不良"

案例一：症状描述混乱。

病人一次性抛出所有问题:"我最近头晕、失眠、胃疼,还便秘,可能是什么原因?"

问题:缺乏优先级,DeepSeek 不知从何下手。

解决方案:

(1)按紧急程度排序(如"先解决头晕问题");

(2)每个症状单独提问,避免混杂。

- 正确示范

"医生,我最近经常头晕,尤其是起床时,已经持续两周了。请问可能是什么原因?"

信息过载拆分流程图(问题拆解步骤)。

- 内容示例

原始问题 → 按优先级拆分。

(1)头晕(持续 3 天,晨起加重);

(2)胃疼(饭后钝痛);

(3)便秘(2 天未排便)。

案例二:检查报告堆砌。

病人上传了 10 张检查报告,问:"这些指标都是什么意思?"

问题:一次性提供过多信息(DeepSeek 无法快速定位关键点)。

解决方案:

(1)先说明核心问题(如"主要关注甲状腺功能");

（2）按重要性排序报告（如"先看最近的血常规"）。

- 正确示范

"医生，我最近体检发现甲状腺抗体偏高（附报告），请问这和脱发有关系吗？"

模糊提问 vs. 精准提问对比图。

- 内容示例

模糊指令	精准指令
"帮我看报告"	"重点关注甲状腺功能（附 TSH、FT_4 指标）"
"血常规异常怎么办？"	"中性粒细胞 85%（正常值 40%~75%），如何调整用药？"

三、避坑指南：提问的"三大纪律"

简洁至上：一句话说明核心需求（如"教我三步选平价耳机"）。

结构清晰：按"背景+症状+任务+格式"拆分（参考四步法模板）。

明确约束：提前说"不要专业术语，用口语化表达"。

学术化＝直译闹笑话，信息过载＝流水账问诊。用简单话、分步骤提问，DeepSeek 秒变贴心小秘书！

- **DeepSeek指令优化三步走（医学场景实战）**

    初级指令：直接要答案。

    示例："医生，我爸血糖12，应该怎么吃？要简单易懂的。"

    特点：一句话说明需求，适合简单问题。

    进阶指令：加约束条件。

    示例："作为营养师，帮我制订1周糖尿病食谱，要求：

    （1）每餐不超过400千卡；

    （2）含膳食纤维丰富的食物；

    （3）用图文食谱卡片展示。"

    特点：明确格式和细节，避免跑偏。

    高级指令：混合格式+分步操作。

    示例："分析糖尿病并发症风险，请用：

    （1）3个最常见并发症的对比表格；

    （2）预防措施的时间管理清单（每天/每周/每月）；

    （3）附急救措施的思维导图链接；

    （4）采用三线制表格、分栏式清单、思维导图层级结构，标注数据来源（如发病率、指南推荐）及医学依据。"

    特点：结构化输出，直接可用。

- **避坑指南**

    别一次性抛出所有问题：要像剥洋葱一样层层提问（如"先告诉我基础原理，再讲实操步骤。"）

    别缺少约束条件：明确"不要涉及敏感词"，"避免使用专业术语！"

别一次性问太多：拆分成 3 个以内可完成的任务（如"先分析问题，再给方案，最后优化细节"。）

> **一句话总结**
>
> 别让 DeepSeek 像听天书一样懵圈！避开上述坑，提问效率翻倍！

第三节　进阶技巧：显式指令与数据源选择

就像去医院看病要挂对科室、选对检查项目一样，告诉 DeepSeek "重点查什么科"+"用哪些专业书当依据"，它就能像专业医师一样给你靠谱答案！

一、显式指令：给DeepSeek装"科室导航"

作用：

别让 DeepSeek 像实习生一样乱猜，直接确定"重点查心脏还是肺"。

- **初级指令（新手必看）**

    直接说科室名："我要看与心血管科有关的问题。"

    简单加年龄："50岁的人胸痛可能是什么病。"

    举个常见案例："像电视剧里突然捂胸口那种疼。"

    案例：

    初级："心口疼可能是什么病？"

    优化："45岁大叔抽烟20年，胸口闷痛！"

    高级："科室=心血管科，病史=高血压10年，静坐时左胸压迫感持续5分钟，含服硝酸甘油后缓解。"

    显式指令优化流程图（从初级到高级的提问升级路径）。

- **内容示例**

    模糊提问 → 添加科室标签 → 补充病史参数 → 关联体征数据 → 生成精准建议。

- **优化进阶（家属必学）**

    增加疾病史："有糖尿病病史5年。"

    说出发作特点："晚上睡觉时突然疼醒。"

    排除干扰项："不是吃饭后疼的。"

    案例：

    初级："肚子疼要看哪个科？"

    优化："右下腹持续胀痛3天，按压更疼。"

高级："急诊外科 转移性右下腹痛，体温 37.8 ℃，麦氏点压痛阳性，已排除妇科问题。"

- **高级玩法（医学生必备）**

    动态参数："疼痛程度早轻晚重。"
    体征数据："血压 160/100 mmHg。"
    检查结果："心电图 ST 段抬高。"
    案例：
    初级："帮忙看下体检报告。"
    优化："肺结节复查，去年 3 mm，今年 5 mm。"
    高级："影像科指南 =NCCN 磨玻璃结节伴血管穿行，吸烟 30 包 / 年，用 Lung-RADS 分级评估。"
    指南调用流程图（从提问到结果验证）。

- **内容示例**

    输入症状 → 选择数据源（如 NCCN）→ 提取指南关键条目 → 生成治疗方案 → 交叉验证结果。
    案例：
    用户提问："肺癌 *EGFR* 突变病人，一线治疗选哪种靶向药？"
    DeepSeek 操作：调用 NCCN 指南→匹配奥希替尼推荐（证据等级 1A）→关联医保报销比例。

二、数据源选择：给DeepSeek配"医学工具箱"

作用：
就像检查要选 CT 还是 B 超，告诉 DeepSeek 用哪些专业资料当依据。医疗数据源对照表（超易懂版）如下：

工具名称	适合场景	相当于医院里的…
UpToDate	最新治疗方案	最新治疗方案 主任医师的私人笔记本
NCCN 指南	癌症相关	肿瘤科的金标准手册
药典	药品用法用量	药房主任的配药宝典
诊疗规范	标准操作流程	护士站的标准化操作卡

组合使用技巧：

症状交叉筛查：领域＝心血管＋呼吸，胸痛伴咳嗽（排除肺栓塞）。

科研深度探索：领域＝肿瘤＋免疫治疗，数据源＝Cochrane（PD-1 耐药机制分析）。

三、避坑指南：提问的"三大纪律"（防坑必备）

急症优先

胸痛/呼吸困难等急症问题需直接指定领域＝急诊医学，避免延误救治。

参数控制

单次提问不超过 3 个参数（如"年龄＋病程＋血糖值"），

复杂需求分步提问。

结果验证

所有建议需标注权威依据（如指南/共识），拒绝经验性表述。

DeepSeek指令优化三步走（医学场景实战）

- **初级指令：直接要答案**

  示例：

  "护士，我妈血压160/90 mmHg，日常饮食要注意什么？用简单列表列出。"

  特点：

  一句话锁定核心需求（高血压患者饮食管理）；

  使用"护士"角色强化专业属性；

  通过"简单列表"限定输出格式。

- **进阶指令：加约束条件**

  示例：

  "作为三甲医院心血管科医生，请针对50岁以上高血压患者，制订一周的低盐食谱，要求：

  （1）每日钠摄入≤1 500 mg；

  （2）包含3种降压食物（如芹菜/海带/黑枣）；

（3）用图文搭配说明烹饪方式。"

特点：

明确角色（三甲医院医生）+场景（50岁以上患者）；

量化参数（钠摄入量/食物种类）；

强制图文结合形式提升可操作性。

- **高级指令：混合格式+分步操作**

示例：

"分析高血压并发症风险，请用：

（1）3个最常见并发症的对比表格（含发病率、风险因素）；

（2）每日/每周/每月监测清单（血压/体重/尿蛋白）；

（3）急救措施思维导图（含脑卒中识别步骤），要求：

优先级排序： 脑卒中＞心力衰竭＞肾损害（依据《中国高血压防治指南》）；

参数精简仅包含年龄/病史/血压值；

结果验证： 对比2025年ESH指南数据。"

特点：

采用"表格+清单+导图"多格式输出。

分层管理急慢性并发症风险。

强制引用权威指南确保医学准确性诊断方案验证对比图（AI建议 vs. 指南标准）。

● 内容示例

AI 建议	指南标准	修正操作
"胸痛直接做 CT"	先做心电图 + 心肌酶筛查	调整检查顺序,避免过度医疗
"推荐中药辅助化疗"	NCCN 未纳入该方案	删除非标准建议,聚焦靶向治疗

一句话总结

显式指令 = 精准导航,数据源 = 专业工具箱。用简单话、分步骤提问,DeepSeek 秒变你的专属健康顾问!

第三章

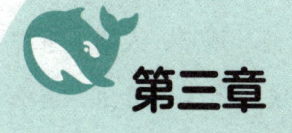

分场景实战指南

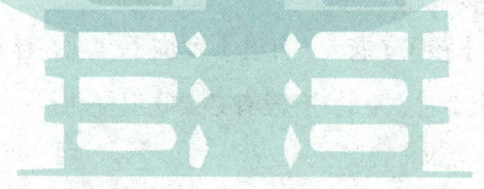

第一节　常见症状处理

一、发热/咳嗽/腹痛等症状的DeepSeek问诊模板

就像教小朋友写日记要写清楚"时间、地点、人物、事件",跟 DeepSeek 说症状也要填好"什么时候、哪里不舒服、怎么个不舒服法、还伴随啥情况",就会获得"专业级"指导!

1. 发热处理三阶攻略

适用场景:感冒发烧、中暑、病毒引起的发热等。

- **初级指令(新手妈妈必看)**

填空模板:

"我家【孩子/老人/自己】发烧了,现在体温【数字】度,烧了【几个小时/天】,有没有必要吃退烧药?"

避坑提示:

错误:"宝宝发烧怎么办?"(DeepSeek 不知道是 38℃还是 40℃)。

正确:"3 岁宝宝昨晚开始发烧,现在 39.2℃,没咳嗽,要吃什么药?"

发热分级处理流程图（按体温与年龄分层）。

案例：

初级："老人发烧 38 ℃要吃退烧药吗？"

优化："70 岁奶奶，有糖尿病病史，低烧 37.8 ℃ 3 天，需要去医院吗？"

高级："急诊科，高热 40 ℃伴说胡话，喝美林 2 小时发热未退，附近三甲医院导航（附电子体温记录表）。"

- 优化进阶（上班族必备）

填空模板：

"【年龄＋性别】发热【天数】，最高【温度】，伴随【具体症状如喉咙痛/发冷】，已服用【药物名称】，需要调整用药吗？"

避坑提示：

错误："发烧反复怎么办？"

正确："28 岁程序员连续 3 天午饭后发热 38.5 ℃，伴随腹泻，吃了连花清瘟没效果。"

案例：

初级："经期发烧能吃药吗？"

优化："25 岁女生经期第二天发烧 39 ℃，小腹绞痛，适合用布洛芬吗？"

高级："妇科，哺乳期妈妈堵奶引发发热 39.5 ℃，需兼顾退烧和哺乳安全的用药方案（附喂奶时间表）。"

- **高级玩法（慢性病患者专用）**

    填空模板：

    "科室＝感染科，数据源＝UpToDate【基础疾病】患者，体温波动曲线【早／中／晚温度】，药物过敏史【具体】，请求生成【个性化退烧方案＋复诊提醒】！"

    避坑提示：

    错误："癌症患者发烧怎么处理？"

    正确："肺癌化疗后第 7 天，午后发热 38~38.5 ℃，中性粒细胞 0.8×10^9/L，需居家护理方案。"

    案例：

    初级："糖尿病患者发烧要注意什么？"

    优化："2 型糖尿病 10 年患者，注射胰岛素中，发热伴脚趾麻木，血糖波动在 15~22 mmol/L。"

    高级："内分泌科，工具＝诊疗规范，糖尿病酮症酸中毒前期：体温 37.8 ℃＋呼吸深快＋血糖 18 mmol/L，家庭应急处理步骤（含用药禁忌清单）。"

2. 咳嗽问诊三部曲

适用场景：感冒咳嗽、过敏咳嗽、哮喘发作等。

- **初级指令（新手家长必存）**

    填空模板：

    "【宝宝／老人】咳嗽【几天了】，白天还是晚上咳得厉害？有没有痰？颜色什么样？"

避坑提示：

错误："孩子一直咳嗽！"

正确："5 岁男孩晚上睡觉呛咳，像小狗叫的声音，吸气时有哨子声！"

咳嗽症状自评表（患者勾选关键指标）

症状	选项	评分
咳嗽时间	白天□ 夜间□ 全天□	1~3 分
痰液性状	白痰□ 黄痰□ 血丝□	1~3 分
伴随症状	发热□ 胸痛□ 喘息□	1~3 分

案例：

初级："老人咳嗽有痰怎么办？"

优化："80 岁爷爷卧床，黄痰黏稠不易咳出，有慢性阻塞性肺气肿病史。"

高级："呼吸科，工具＝雾化指南，哮喘急性发作：呼气延长＋三凹征，家用雾化机药物配比方案。"

• 优化进阶（过敏人群专用）

填空模板：

"【年龄】，【性别】，咳嗽持续【时间】，遇【冷空气/花粉/油烟】加重，已尝试【药物/方法】，需要【止咳/抗过敏/排痰】方案。"

避坑提示：

错误："一吹空调就咳嗽。"

正确："35 岁女性，空调房，咳嗽 1 个月，白痰多，咽痒如蚂蚁爬，远离空调能缓解。"

案例：

初级："过敏性咳嗽吃什么药？"

优化："鼻炎患者换季期干咳 1 个月，夜间加重，影响睡眠。"

高级："耳鼻喉科，数据源 = 指南，上气道咳嗽综合征：鼻后滴漏感 + 咽部滤泡，生理盐水洗鼻操作图解（含器械购买链接）。"

3. 腹痛急救指南

适用场景：吃坏肚子、痛经、阑尾炎等。

- 初级指令（学生党必备）

填空模板：

"【年龄】，【性别】，【上/中/下】腹部【绞痛/胀痛/刺痛】，持续【时间】，拉肚子/呕吐吗？"

避坑提示：

错误："肚子疼得打滚！"

正确："18 岁女生，右下腹钻心疼 2 小时，弯腰走路更痛，月经刚结束。"

案例：

初级："吃火锅后胃疼怎么办？"

优化："25 岁男生火锅 + 冰啤后上腹灼痛，反酸打嗝有腐臭味。"

高级："急诊外科，转移性右下腹痛 6 小时，麦氏点压痛 + 反跳痛，距最近医院 15 公里，应急处理方案。"

- 优化进阶（女性专用）

填空模板：

"【经期 / 孕期】阶段，腹痛伴随【出血 / 头晕 / 发热】，疼痛与【排便 / 进食 / 体位】的关系。"

避坑提示：

错误："怀孕肚子疼怎么办？"

正确："孕 12 周，左下腹牵拉痛，无出血，改变体位缓解，需要排查宫外孕吗？"

案例：

初级："来月经肚子疼怎么缓解？"

优化："29 岁女性，痛经伴血块排出，服用布洛芬无效，能否用热水袋 + 中药？"

高级："妇科，工具 = 诊疗规范，子宫内膜异位症：经期腹泻 + 性交痛，非甾类抗炎药耐药后的替代方案（附疼痛记录表）。"

腹部分区（疼痛部位与可能疾病）：

右上腹：胆囊炎 / 肝炎；

脐周：肠痉挛/早期阑尾炎；

右下腹：阑尾炎/附件炎。

二、其他高频症状模板

症状	模板示例	关键信息
呕吐	"宝宝【1岁】昨天吃了草莓后【呕吐3次】，吐物【有血丝】，精神差。需要【是否需要禁食和就医】？"	时间、诱因、伴随症状
腹泻	"我【35岁】连续【4天拉肚子】，大便【水样带泡沫】，吃了蒙脱石散没效果。需要【用药建议和检查建议】？"	大便性状、用药史
头晕	"老人【68岁】起床时【突发眩晕】，感觉【房子在转】，持续【10分钟】。有高血压病史。需要【是否中风预警】？"	诱因、持续时间、基础疾病
皮疹	"孩子【8岁】全身起【红色疹子】，痒，昨天吃了海鲜。需要【过敏还是其他原因】？"	发病时间、饮食史
胸痛	"我【50岁】胸口【压榨性疼痛】持续【5分钟】，休息后缓解，有吸烟史。需要【心梗风险提示】？"	疼痛性质、持续时间、危险因素
鼻塞	"孕妇【28岁】鼻塞【2周】，晚上呼吸困难，【没用过药】。需要【安全缓解方法】？"	特殊人群、用药禁忌

续表

症状	模板示例	关键信息
脱发	"我【25岁】洗头时【掉发100根以上】，头皮痒，最近压力大。需要【是否需要就医】？"	掉发数量、诱因
关节痛	"我【40岁】膝盖【晨僵疼痛】持续【1小时】，阴雨天加重。需要【风湿性关节炎排查】？"	疼痛特点、天气关联

三、万能急救模板（记到手机备忘录）

填空公式

"我是【性别】【年龄】岁，【身体部位】从【时间】开始【怎样的疼法】，疼的时候会【伴随症状】，之前【做过/吃过什么】，现在最需要【具体帮助】。"

三大黄金原则

分部位说清：像给肚子画地图（"脐周先疼痛，后转移到右下腹"）；

动态变化：体温/疼痛程度变化曲线（"每2小时记录一次"）；

拍照辅助：皮疹拍颜色，呕吐物拍性状，舌苔拍照片。

以下紧急情况直接打"120"

胸口压榨性疼痛 + 左臂麻木；

头部撞击后呕吐 + 意识模糊；

孕妇规律宫缩+破水见红。

腹泻处理步骤表

步骤	内容	DeepSeek指令示例（分级）
一	症状输入	初级："拉肚子怎么办？" 中级："28岁，吃火锅后水样便4次/天，轻微腹痛。" 高级："同步手环脱水数据（心率120%），请求紧急补液方案。"
二	AI诊断	初级："推荐止泻药。" 中级："根据UpToDate指南，判断细菌性肠炎可能性。" 高级："生成用药—饮食—复查时间轴（含购药链接）。"
三	执行与监测	初级："多久能好？" 中级："服药后仍腹泻6次/天，是否需调整方案？" 高级："建立症状日志（自动同步智能马桶数据）。"

> **一句话总结**

症状描述＝时间+部位+性质+伴随情况，DeepSeek秒变家庭医生！

第二节 药品使用三问法

手把手教你像查食物相克表一样避开用药雷区！

一、禁忌三问：用药前的"红绿灯检查"

作用：像检查食物过敏原一样，确认药物是否和你"八字不合"。

案例教学：阿司匹林+银杏叶引发胃出血。

- **初级指令（小白必问）**

"我在吃阿司匹林，能同时吃银杏叶胶囊吗？"

DeepSeek 基础回复：

"风险提示：

可能增加胃出血风险。

不建议同时服用。

替代方案：改用维生素 E 辅助心脑血管健康。"

禁忌检查对比表

用药误区	DeepSeek 优化方案
中药、西药混用（如三七＋阿司匹林）	自动检测配伍禁忌，提示间隔 4 小时服用
凭感觉调整剂量（如降压药吃吃停停）	生成用药日志，提醒规律服药
用饮料送服药物（如牛奶送服抗生素）	推送服药指南（水温/时间/禁忌食物）

- **优化进阶（精准提问）**

"65 岁男性，有胃溃疡病史，正在服用阿司匹林肠溶片，求改善记忆力的安全方案。"

DeepSeek 升级回复：

"安全替代方案：卵磷脂（每日 1 200 mg）；

DHA 鱼油（选择高纯度款）；

与阿司匹林间隔 2 小时服用。"

- **高级玩法（数据联动）**

"消化内科，数据源 = 药物相互作用数据库，同步胃镜检查报告，生成个性化护脑方案。"

DeepSeek 专业回复：

"订制方案：

脑力补充：石杉碱甲片（不刺激胃黏膜）。

胃保护：泮托拉唑肠溶片晨服。

复查提醒：3 个月后复查胃镜。"

禁忌检查流程：

输入药品名称 → DeepSeek 扫描禁忌库 → 输出风险提示（如"胃溃疡患者禁用"）→ 生成替代方案。

二、冲突四查：药物"打架预警系统"

作用：像查食物相克表一样，检查哪些药混着吃会出事。

案例教学：泰诺+布洛芬伤肝。

- **初级指令（紧急咨询）**

"感冒同时吃泰诺和布洛芬会怎样？"

DeepSeek 基础回复：

"危险警告：双重伤肝风险，单日退烧药使用不超过 4 次；建议：只选一种，间隔 6 小时。"

- **优化进阶（精准管理）**

"38 岁女性，乙肝病毒携带者，发热 38.5 ℃，求安全退烧方案。"

DeepSeek 升级回复：

"肝病友好方案：

物理降温：冰袋敷腋下；

对乙酰氨基酚（单次 ≤ 500 mg）；

禁用布洛芬（加重肝负担）。"

- **高级玩法（智能监测）**

"同步肝功能检查数据（ALT 80 U/L），生成用药监护方案。"

DeepSeek 专业回复：

"监护计划：

退烧药使用 ≤ 3 天；

每日检测肝功能（家用试纸教程）；

护肝食疗：枸杞菊花茶（附做法视频）。"

用药时间表示例

药物	服用时间	间隔要求
阿司匹林	早餐后	与布洛芬间隔 4 小时
降压药	早晨空腹	避免与柚子同服

三、不良反应管理：身体"异常警报"处理指南

作用：监测用药风险，像预警台风路径一样提前识别药物不良反应的潜在危害，帮助用药者主动规避用药危机。

案例教学：孕妇误服氟哌酸。

- **初级指令（紧急咨询）**

"怀孕2个月吃了氟哌酸怎么办？"

DeepSeek 基础回复：

"立即行动：立即停药。

24小时内挂产科急诊。

携带药品包装就诊。"

不良反应分级以及应对错施表

不良反应级别	表现	应对措施
轻度（绿色）	轻微头晕/恶心	观察+多饮水
中度（黄色）	皮疹/腹泻	停药+在线咨询医生
重度（红色）	呼吸困难/意识模糊	立即拨打"120"+保留药品包装

- **优化进阶（精准评估）**

"孕8周误服左氧氟沙星1次，求胎儿风险评估方案。"

DeepSeek 升级回复：

"风险分级：中风险（需重点排查）！

必查项目：

（1）NT 检查（11~13 周）。

（2）大排畸（22~24 周）。

（3）骨骼发育超声（28 周）。"

- **高级玩法（全程监护）**

"产科，数据源 = 妊娠用药分级，生成孕期用药白名单。"

DeepSeek 专业回复：

"安全用药清单：

退烧：对乙酰氨基酚（B 级）；

过敏：氯雷他定（B 级）；

抗生素：青霉素类（A 级）；

用药日志模板（含胎儿监护时间表）。"

安全用药表

药物类型	安全等级	代表药物	替代药物
退烧药	B 级	对乙酰氨基酚	布洛芬
抗生素	A 级	青霉素类	左氧氟沙星

四、家庭药箱管理三件套

作用：像整理冰箱一样管理药品，避免"食物中毒"。

案例教学：硝酸甘油过期失效。

- **初级指令（日常检查）**

    "家里药箱怎么整理？"

    DeepSeek 基础回复：

    "基础原则：

    分三类：急救药/慢性病药/外用药；

    药盒贴大字标签；

    每季度清理一次。"

    药箱分区示意：

    急救区（红色标签）：如硝酸甘油、哮喘吸入器；

    慢性病区（蓝色标签）：如降压药、降糖药；

    外用药区（绿色标签）：如碘伏、创可贴。

- **优化进阶（智能管理）**

    "生成家庭药箱电子清单：含保质期提醒/用药禁忌/购买链接。"

    DeepSeek 升级回复：

    "智能清单功能：临期 1 个月自动标黄；

    扫码查看药物相互作用。"

    有效期管理表

药品名称	开封日期	有效期至	剩余天数
胰岛素	2024/3/1	2024/6/1	92 天
布洛芬	2024/1/1	2025/1/1	275 天

- **高级玩法（应急系统）**

    "设计智能药箱：

    （1）心脏病药冷藏仓；

    （2）用药错误语音报警；

    （3）紧急情况自动呼叫'120'"。

    DeepSeek 专业回复：

    "急救药箱配置：硝酸甘油（避光保存）；

    胰岛素专用冷藏格；

    一键呼叫按钮（直连急救中心）；

    避坑指南（保命清单）"。

    致命错误示范：

    "中药、西药混着吃"→例如三七粉+阿司匹林=脑出血风险倍增。

    "凭感觉调整药量"→降压药吃吃停停，导致中风。

    "用饮料送药"→牛奶送服抗生素导致药效归零。

    正确操作模板：

    "药师，数据源=最新指南，生成家庭用药备忘录；

    早晨空腹：甲状腺素片（配温开水）；

    餐后立即：二甲双胍（防止胃痛）；

    睡前服用：他汀类（效果最佳）。"

    终极总结：

    初级指令=看天气预报（知道有雨）；

    优化进阶=带伞出门（提前防护）；

高级玩法 = 智能气象站（实时监测）。

用好这三招，吃药比吃饭还安全！

第三节 小病快速处理模板

一、过敏性皮疹：48小时止痒作战（全指令覆盖）

- **初级指令（新手求助）**

"身上起红疹子，特别痒，怎么办？"

DeepSeek 基础回复：

初步判断：过敏性皮炎（常见原因：食物/花粉/螨虫）；

紧急处理：口服氯雷他定（每日 1 片）+ 冷敷患处；

风险提示：若出现呼吸困难，立即前往急诊。

- **中级指令（精准追问）**

"28 岁，昨晚吃海鲜（螃蟹）后手臂起皮疹，像蚊子包，没发烧，需要涂药吗？"

DeepSeek 升级回复：

AI 追问：是否伴喉咙发紧？既往有过敏史吗？

用药方案：

外涂炉甘石洗剂（3 次/日）；

停止食用海鲜，记录 24 小时饮食日志（附模板→图）；

配送服务：点击"送药上门"，30分钟达（含抗组胺药 + 医用冷敷贴）。

- **高级指令（数据联动）**

"**同步手环数据**：皮疹发作时心率加快20%，家中有尘螨检测仪。"

DeepSeek 专业方案：

环境分析：卧室尘螨浓度超标→推送除螨攻略（含设备推荐）；
用药优化：依巴斯汀（强效抗过敏，嗜睡不良反应更小）；
长期预防：生成过敏原筛查清单（含医保报销攻略）。

二、脚踝扭伤：72小时消肿指南（分阶指令）

- **初级指令（紧急处理）**

"脚崴了，肿得厉害，怎么快速消肿？"

DeepSeek 极速响应：

急救口诀：RICE 原则（Rest 休息/Ice 冰敷/Compression 加压/Elevation 抬高）；
禁忌提示：× 热敷 × 按摩 × 酒精擦拭；
送药推荐：云南白药气雾剂 + 弹性绷带（1小时达）。

- **中级指令（复健规划）**

"扭伤第3天，肿消了但走路疼，能热敷吗？"

DeepSeek 进阶方案：

阶段调整：冰敷→热敷（每次 15 分钟，2 次/日）；

康复训练：踝泵运动（附 GIF 教学→图）；

检查建议：若持续疼痛，加做 MRI 排查是否有韧带损伤。

- **高级指令（穿戴设备联动）**

"同步智能护踝数据：关节活动度恢复 70%。"

DeepSeek 订制计划：

动态调整：增加平衡训练（单脚站立，从 10 秒→1 分钟）；

营养支持：补充钙 + 维生素 D 食谱（鳕鱼 + 蘑菇 + 牛奶）；

复诊提醒：设置 2 周后骨科复查闹钟。

三、口腔溃疡：5天愈合加速包（全场景覆盖）

- **初级指令（快速止痛）**

"嘴里长溃疡，疼得吃不下饭，有啥药能用？"

DeepSeek 基础方案：

应急处理：

贴口腔溃疡膜（阻隔刺激）；

复方氯己定含漱液（抑菌消炎）；

食疗推荐：常温酸奶、蒸蛋羹（避免酸性食物）。

- **中级指令（慢性管理）：**

"每个月都长溃疡，是不是缺维生素？"

DeepSeek 深度分析：

诱因排查：

勾选自查表（压力大☐ 熬夜☐ 辛辣饮食☐）；

推荐检查：血清铁／维生素 B_{12} 检测。

长期方案：

补充复合维生素 B（1 片／日）；

作息计划：23 点前入睡闹钟（同步手机日历）。

- **高级指令（基因检测联动）**

"基因报告显示叶酸代谢障碍，如何调整用药？"

DeepSeek 精准干预：

个性化用药：活性叶酸（5-MTHF）替代普通叶酸。

饮食地图：

高叶酸食物：菠菜、芦笋、牛油果（附超市导航）；

忌口清单：酒精、槟榔（加重黏膜损伤）。

避坑指南：

错误：涂盐／白酒"杀菌"→黏膜灼伤，痛到极致！

正确：用蜂蜜局部涂抹（天然抑菌＋促愈合）。

> 一句话总结

"溃疡像小火苗，越刺激越旺，温柔护理才是灭火器。"

四、过敏性鼻炎：从"喷嚏连天"到"呼吸自由"的全季节攻略

- **初级指令（紧急止涕）**

用户输入："鼻子痒，狂打喷嚏，流清水鼻涕，是感冒吗？"

DeepSeek 基础响应：

初步判断：过敏性鼻炎（花粉／尘螨常见）。

快速方案：

鼻喷激素（糠酸莫米松，1 喷 /（鼻孔·日））；

口服氯雷他定（1 片 / 晚，缓解瘙痒）；

送药直达：点击"鼻敏感急救包"，25 分钟送药上门。

- 中级指令（诱因挖掘）

　　用户输入："每年春天发作，如何彻底摆脱？"

　　DeepSeek 升级响应：

　　DeepSeek 追问：家中养宠物吗？是否常开窗通风？

　　检查推荐：

　　过敏原筛查（花粉、尘螨、霉菌、IgE 检测）；

　　鼻内镜检查（排查鼻息肉）。

　　环境改造：

　　防螨床罩 + 空气净化器（附品牌性价比榜单）；

　　每日花粉指数推送（避开高峰时段外出）。

- 高级指令（免疫调节）

　　用户输入："同步免疫球蛋白报告，IgE 水平超标 3 倍。"

　　DeepSeek 订制方案：

　　脱敏治疗：舌下含服尘螨过敏原制剂（3 年疗程）；

　　营养支持：Omega-3 鱼油（抑制炎症反应）+ 益生菌（调节免疫）；

　　数据追踪：连接智能手环，监测鼻塞对睡眠质量的影响。

避坑指南：

错误：长期使用血管收缩鼻喷雾→药物性鼻炎。

正确：鼻喷激素连续使用≤3个月，安全有效。

> **一句话总结**

"鼻炎像弹簧，你强它更狂，脱敏＋环境改造才是王！"

五、轻度晒伤：从"红烧皮肤"到"冷静修复"的72小时SOP

- **初级指令（紧急降温）**

    用户输入："海边玩一天，皮肤通红，火辣辣疼！"

    DeepSeek极速响应：

    急救三步：

    冷敷：裹毛巾冰敷15分钟（忌直接冰块接触）；

    保湿：厚涂芦荟胶（选无酒精配方）；

    止痛：布洛芬（1片/次，缓解炎症）；

    禁忌警告：× 抓挠 × 肥皂清洗 × 立即敷面膜！

- **中级指令（修复管理）**

    用户输入："晒伤第2天起水疱，能自己挑破吗？"

    DeepSeek专业响应：

    DeepSeek诊断：Ⅱ度晒伤（真皮层损伤），禁用针挑。

护理方案：

生理盐水湿敷 → 外涂磺胺嘧啶银乳膏；

每日拍照监测，AI 评估感染风险；

送药服务：医用无菌敷料 + 重组人表皮生长因子凝胶（1 小时达）。

- **高级指令（光敏分析）**

用户输入："同步防晒霜使用记录：SPF30，每 3 小时补涂一次。"

DeepSeek 深度解析：

漏洞排查：

紫外线强度 > SPF 防护值 → 升级 SPF50+ 防晒；

出汗后未及时补涂 → 设定 2 小时手机提醒。

护肤优化：

修复期禁用维 A 酸 / 果酸（加重刺激）；

愈后美白方案：温和阻断黑色素 + 修复屏障 + 严格防晒装备推荐。

避坑指南：

错误：晒伤后立即用热水洗澡 → 加重炎症反应！

正确：48 小时内仅用冷水淋浴，避免摩擦患处。

一句话总结

"晒伤如烤肉，冷敷降火是关键，乱抓乱挠毁所有！"

模板核心逻辑（分级指令对比表）

指令级别	用户输入特点	DeepSeek 响应深度
初级	症状简单，无细节	基础处理 + 风险警示
中级	含关键参数（如时长 / 诱因）	分阶段方案 + 关联检查建议
高级	多数据源联动（如穿戴设备）	个性化订制 + 长期管理

第四节　DeepSeek助你三步精准挂号

一、从症状到科室的智能匹配逻辑

看病挂号像"网购下单"一样简单！跟着DeepSeek的"智能导航系统"，从描述症状到坐进诊室，全程DeepSeek领路，再也不用担心挂错号、跑断腿！（接下来教你用生活化场景玩转智能挂号！）

1. 肚子疼挂哪个科？看DeepSeek如何破解

作用：健康管家，三步帮您精准挂号。

症状体检官：先确认疼痛"定位坐标"（上腹 / 下腹 / 游走性疼痛）。

病因分析师：结合"身体信号灯"（发热/便血/反酸等）进行交叉验证。

科室指引员：根据"时间线索"（突发/持续/周期性）推荐最优就诊路径科室。

案例：张阿姨腹痛求医记。

- **初级指令（新手求助）**

"我肚子疼，该挂哪个科？"

DeepSeek 基础回复：

需要更多线索：

疼了多久？（3 小时/3 天）；

具体位置？（上腹/下腹）；

伴随症状？（呕吐/发烧）；

风险提示：剧痛超过 2 小时立即挂急诊！

- **优化进阶（精准描述）**

"女，55 岁，右下腹绞痛 3 小时，呕吐 2 次。"

DeepSeek 升级回复：

智能分析：

高危预警：阑尾炎可能性 60%；

推荐科室：普外科/急诊外科；

最近医院：朝阳医院（距您 1.2 公里）。

小技巧：带上近期体检报告。

注意：千万别吃止痛药掩盖症状！

- 高级玩法（多数据联动）

　　"同步去年胆囊结石病历 + 今早血常规报告！"

　　DeepSeek 专业回复：

　　综合判断：

　　排除胆囊炎复发可能（白细胞正常）。

　　新增建议：加做腹部超声。

　　已帮您预约：

　　# 9:00 普外科王主任；

　　# 10:30 超声科 3 号检查室；

　　全程预估耗时：2.5 小时。

2. 儿童发烧挂什么号？宝妈必备指南

　　作用：比体温计更精准的病情评估工具——手把手教您避开儿科急诊排队的麻烦！

　　案例：3 岁宝宝高烧处理。

- 初级指令（紧急咨询）

　　"宝宝发烧 39 ℃，要挂急诊吗？"

　　DeepSeek 基础回复：

　　快速筛查：

　　精神好，能吃奶→白天挂儿科；

　　抽搐 / 呕吐→立即挂急诊。

　　退烧贴使用教程：

\# 避开眼睛贴额头；

\# 每 4 小时更换 1 次。

警告：别用酒精擦身降温！

- **优化进阶（症状补充）**

    "发烧第 2 天，身上起红疹，拒绝吃饭！"

    DeepSeek 升级回复：

    病症关联：

    疑似幼儿急疹（热退疹出）；

    推荐科室：儿科发热门诊。

    就诊清单：

    带退烧药使用记录；

    准备备用衣物（可能需抽血）。

    提示：拍照记录红疹变化。

- **高级玩法（就诊预演）**

    "同步疫苗接种记录 + 药物过敏史。"

    DeepSeek 专业回复：

    智能预检：

    排除疫苗反应（最近未接种）；

    过敏警示：头孢类禁用；

    推荐医生：李医生（擅长儿童皮疹）；

    院内导航：儿科门诊→采血处→药房路线图。

3. 头痛到底看什么科？DeepSeek火眼金睛

作用：健康分诊台，三步精准锁定头痛科室。

疼痛定位仪：先区分头痛类型（搏动性/紧绷性/电击样疼痛）；

症状放大镜：识别伴随信号（恶心呕吐/视力骤降/颈部僵硬）；

科室直通车：根据危险等级（突发剧烈头痛/意识模糊）直通对应科室。

案例：程序员长期头痛之谜。

- **初级指令（模糊描述）**

  "经常头痛，挂什么科？"

  DeepSeek 基础回复：

  科室选项：

  神经内科（偏头痛/脑部疾病）；

  眼科（青光眼/视疲劳）；

  颈椎外科（颈椎病引发）；

  自查建议：记录头痛时间/位置/诱因。

- **优化进阶（精准画像）**

  "男，28岁，电脑工作，后脑勺胀痛，伴眼睛酸涩。"

  DeepSeek 升级回复：

  关联分析：

  颈椎病风险：★★★★☆；

视疲劳指数：★★★☆☆；

优先检查：颈椎 X 线 + 眼压测量。

推荐方案：

9:00 骨科门诊；

11:00 眼科检查；

两项检查可半天完成。

- **高级玩法（职场健康管理）**

"同步每日电脑使用时长 + 座椅高度数据。"

DeepSeek 专业回复：

职业病预警：

座椅过低导致颈椎前倾 15°。

建议：

每工作 1 小时做颈椎操；

调节显示器至与视线平齐；

生成"职场健康改善计划"扫码查看。

挂号避坑口诀（保命三原则）如下。

（1）查资质：认准"三甲医院"官方平台；查看医生执业证书编号；警惕"网红神医"广告。

（2）听解释：要求医生说明检查必要性；确认诊断逻辑（如"为什么怀疑这个病"）。

（3）多追问：检查结果异常怎么办？有没有更经济的替代方案？是否需要第二诊疗意见？

终极总结如下。

（1）初级挂号＝看症状（哪里不舒服）；

（2）优化挂号＝查关联（病史＋检查）；

（3）高级挂号＝防未病（长期健康管理）；

用好这三招，看病就像用导航一样精准！

- **未来挂号新体验**

全流程语音交互。

（1）从挂号到取药全程语音指令操作（如"我要挂呼吸科张医生的号"）；

（2）可穿戴设备实时监测数据，异常自动预警（如"血压＞180 mmHg 需紧急处理"）。

跨院信息互通。

（1）点击患者 ID 即可查看所有就诊记录，避免重复检查；

（2）医保卡数据自动填充，减少填单时间（复用微信生态）。

> **一句话总结**

DeepSeek 是"挂号神器"，让看病从"盲目摸索"变成"精准直达"！

二、医院选择：三甲vs社区的"黄金决策法则"

看病选医院像"点外卖"一样简单！跟着 DeepSeek 的"医院选择指南"，从症状分析到异地挂号，手把手教你避开坑、省时间！（接下来教你用生活化场景玩转医院选择。）

1. 核心差异：三甲医院VS社区医院大比拼

- **设备差在哪儿**

三甲医院就像带着"透视眼"，例如华山医院的 DeepSeek 看肺结节，0.3mm 的小疙瘩都能揪出来，准确率 95.2%，比老专家还厉害。社区医院就像你家楼下便利店，血压计、血糖仪这些"基础装备"日常够用。

- **医生差在哪儿**

三甲专家天天看各种各样的疾病，像瑞金医院用 DeepSeek 每天处理 3 000 张病理切片，经验值爆表。社区医生像"健康管家"，高血压、糖尿病等疾病管理最拿手。

- **能治啥病**

三甲医院专治各种疑难杂症，深圳华南医院用 DeepSeek 帮医生查文献快 3 倍，手术、化疗样样都行。社区医院治感冒发烧、慢性病开药，随到随走。

2. 选医院不着急，先查病情才明白

"小病社区看，大病三甲查，拿不准先问 DeepSeek 别抓瞎！
案例一：咳嗽老不好，咋挂科不踩坑

- **初级指令**

"35 岁女，咳嗽有黄痰 3 天，没发烧，要去看病吗？"

DeepSeek 回复："建议查血常规，优先挂呼吸内科。"

- **优化进阶**

"咳嗽带黄痰 + 体温 38 ℃，需要做哪些检查？"

DeepSeek 回复："建议查血常规 +C 反应蛋白，警惕细菌性肺炎。"

- **高级玩法**

上传血常规报告照片，问："中性粒细胞 85% 严重吗？要不要拍 CT？"

DeepSeek 回复："指标偏高提示细菌感染，建议拍 X 线胸片排除肺炎。"

- **避坑提示**

别轻信"包治咳嗽"的偏方，先做基础检查再决定治疗方案。

案例二：更年期失眠潮热，看中医还是西医

- **初级指令**

"50 岁女，失眠盗汗 1 个月，该挂什么科？"

DeepSeek 回复："可选妇科或内分泌科。"

- **进阶优化**

"潮热失眠 + 心烦易怒，中药和西药哪个见效快？"

DeepSeek 回复："中药调理需 2 周，西药 3 天见效但可能头晕。"

- 高级玩法

上传舌苔照片问"舌头发红有裂纹,适合吃什么中药?"

DeepSeek 回复:"舌红少苔属阴虚火旺,推荐天王补心丹加减。"

- 避坑提示

别自己乱买保健品,先排除甲状腺功能亢进等疾病再调理。

案例三:关节痛+皮疹,警惕罕见病

- 初级指令

"28 岁女,关节痛伴皮疹 2 周,挂什么科?"

DeepSeek 回复:"建议风湿免疫科,警惕红斑狼疮。"

- 进阶优化

"红斑狼疮早期有哪些症状?"

DeepSeek 回复:"面部蝶形红斑、光敏感等。"

- 高级玩法

上传皮疹照片+化验单问:"抗核抗体 1 ∶ 320 严重吗?"

DeepSeek 回复:"阳性结果需警惕,建议尽快三甲医院做皮肤活检。"

- 避坑提示

别在网上乱查症状自己吓自己,及时找专业医生复核。

3. 超实用指令模板

救命三件套：

"年龄 + 性别 + 主要症状 + 持续时间 + 做过什么检查。"

举例："45 岁男，胸口闷痛 2 小时，有高血压病史，做过心电图。"

追问技巧：

检查单看不懂？拍照片问："帮我看这个 CT 报告写的啥？"

医生让做手术？问："这个手术成功率多少？有其他治疗方案吗？"

风险规避：

遇到医生说"必须马上治疗"，用指令查："某某疗法正规吗？有没有不良反应？"

4. 挂号省钱秘籍

检查报告通用：

在社区医院做完血常规 /CT，用 DeepSeek 生成"检查摘要"带去三甲医院直接用。

专家号这么抢：

让社区医生开转诊单，能走医保还不用排队（上海市第四人民医院实测有效）。

异地就医必看：

在 App 输入"外地医保报销流程"，秒查当地政策（成都市第一人民医院已开通）。

三、名医筛选避坑指南：如何识别"伪专家"

看病选医生像"网购选商品"一样简单！跟着 DeepSeek 的"专家鉴别雷达"，从症状分析到科室匹配，手把手教你避开"伪专家"陷阱，找到真正能治病的靠谱医生。（接下来教你用生活化场景玩转专家筛选！）

1. 识破"伪专家"三板斧

- **查户口（资质核查）**

就像买东西先看营业执照，用 DeepSeek 查医生"身份证"。

初级指令

"查北京协和医院张某某是正规内分泌科主任医师吗？"

显示"国家卫生健康委员会注册信息：执业地点某某医院；执业范围：内科"。

进阶优化

"对比复旦医院排行榜，某某医院内分泌科排名第几？"

提示"该科室未进入全国前 50，建议优先选择排名前 20 的科室专家"。

避坑提示

遇到标榜"哈佛访问学者"，用指令查"××医生留学经历是否在教育部留学名单？"

- 问门道（方案验证）

好医生用药像做数学题，每一步都有依据。

初级指令

"糖尿病打胰岛素好还是吃药好？"

DeepSeek 回复："需根据糖化血红蛋白值决定，空腹血糖＞11.1 mmol/L 建议使用胰岛素。"

优化进阶

"××专家给的胃癌方案是××疗法，符合 2024 指南吗？"

对比显示"CSCO 指南推荐该疗法仅用于 HER2 阳性患者，请确认检测报告。"

避坑提示

医生说"新技术不用化疗"，立即用 DeepSeek 查"××疗法是否通过国家临床实验审批。"

- 看口碑（评价筛查）

患者评价要像网购差评区那样细看：

初级指令

"查上海交通大学医院附属第九人民医院李医生患者评价。"

DeepSeek 回复："最近 30 天接诊量 58 人，好评率 89%，3 条差评涉及等待时间长。"

优化进阶

"筛选李医生关于乳腺癌治疗的有效评价。"

提取"23 条提到病理报告解读详细，15 条提到复查提醒及时"。

避坑提示

遇到多个诸如"医德高尚"的模糊好评，用指令查"××医生近半年被投诉次数。"

2. 真实案例手把手教学

案例一：男科"圣手"现形记。

- 初级指令

"查王××医生资质！"

DeepSeek 回复："执业范围：普通外科，无男科专科培训记录。"

- 优化提问

"阳痿治疗方案：他达拉非+补肾中药是否合规？"

DeepSeek 回复："2024 指南首选 PDE5 抑制剂，中药需辨证施治，警惕过度用药。"

- 高级操作

上传处方照片问："这张方子里的鹿茸和西地那非能同时吃吗？"

DeepSeek 回复："存在血压波动风险，建议找泌尿科专科医生复核。"

- 避坑要点

男科问题优先选泌尿外科（正经科室），避开标榜"肾虚调理"的非专科医生。

案例二：肿瘤治疗防骗指南。

- **初级指令**

"生物免疫疗法治愈肺癌是真的吗？"

DeepSeek 回复："国家批准适应证仅限血液肿瘤，实体瘤处于临床试验阶段。"

- **优化提问**

"某民营医院推荐的 Car-T 疗法要自费 30 万，有必要吗？"

DeepSeek 回复："三甲医院同疗法进入医保目录，报销后自费约 8 万。"

- **高级操作**

输入基因检测报告问："EGFR 阴性患者能用奥希替尼吗？"

DeepSeek 回复："该药适用于 EGFR 突变阳性，当前检测结果不适用。"

- **避坑要点**

要求医生出示"国家卫生健康委员会肿瘤诊疗资质证书"，治疗方案必须关联基因检测结果。

案例三：中医辨证防忽悠。

- **初级指令**

"月经有血块，需要吃温经汤吗？"

DeepSeek 回复："需先做 B 超排除子宫肌瘤，确认无器质性病变再用药。"

077

- **优化提问**

  "某中医把脉说宫寒，直接开鹿胎膏合理吗？"

  DeepSeek 回复："2024 中医妇科指南要求：开含动物药材需附检疫证明。"

- **高级操作**

  上传舌苔照片＋问诊记录："舌下静脉曲张严重，适合活血化瘀吗？"

  DeepSeek 回复："疑似子宫内膜异位症，建议先查 CA125 指标！"

- **避坑要点**

  正规中医会主动让检查 B 超 / 激素六项，只把脉不让做检查的要警惕。

3. 超实用防骗指令包

查资质三连击

"查 ×× 医生是不是三甲医院的？"

"查 ×× 科室在全国能排第几名？"

"查 ×× 医生有没有医疗事故记录？"

治疗方案验证

遇到医生说"最新疗法"，马上问："这个疗法进医保了吗？在哪个指南第几页？"

开药后拍照处方问："这些药搭配会伤肝吗？需要定期查肝功能吗？"

评价分析技巧

筛选真实评价："查 ×× 医生最近治好的 5 个糖尿病案例。"

识破刷评："分析 ×× 医生评价里'医德高尚'这个词出现了多少次？"

4. 记住三条保命口诀

查证比医生名气更重要

"主任医师"也可能超范围执业，用 DeepSeek 查"执业范围"最靠谱。

治疗方案要能对上指南

好医生会主动解释"这个方案是根据指南哪条制订的"，说不清的快跑。

警惕这些危险信号

不让去其他医院检查；

开口就骂同行方案不行；

要求现金支付，不开发票。

5. 未来就医新体验

全流程 DeepSeek 鉴诊

从挂号到复诊全程语音交互，像"有个私人健康管家"；

可穿戴设备实时监测数据，异常自动预警（如"血压 > 180 mmHg 需紧急处理"）。

跨院专家对比

输入"北京协和医院心内科张医生 vs. 上海瑞金医院李医生",系统自动对比学术成果、患者评价、出诊时间。

一句话总结

DeepSeek 是"专家鉴别雷达",让看病从"盲目信任"变成"精准匹配"!

四、慢性病管理一:糖尿病/高血压动态监测与用药调整

用 DeepSeek 的"健康导航仪"指令模板,管理慢性病养成习惯后,每天记录数据、按时用药,就能轻松把控健康状态!

1. 动态监测:给身体装"健康摄像头"

作用:像查手机话费账单一样,随时看身体指标变化。

案例:糖尿病血糖管理。

- 初级指令(新手必问)

"我刚确诊糖尿病,需要每天扎手指测血糖吗?"

DeepSeek 回复:

"基础方案:每天测 4 次血糖(空腹 + 三餐后 2 小时);手指别总扎同一位置(会起茧);

小技巧：无名指痛感最轻。"

• **优化进阶（设备联动）**

"佩戴雅培瞬感血糖仪 3 天，发现晚餐后血糖总超标，求饮食调整方案。"

DeepSeek 升级回复：

"血糖超标问题分析：高 GI 主食替换为低 GI（如燕麦粥→希腊酸奶）；煎炸类蛋白质改为蒸煮（如香肠→水煮蛋）；餐后 15 分钟靠墙静蹲 10 分钟。"

• **高级玩法（预测预警）**

"同步最近 7 天血糖数据，预测明天生日聚餐后血糖峰值，生成应急方案。"

DeepSeek 专业回复：

"预测结果：食用高糖食物后血糖可能突破安全范围（预测峰值 14 mmol/L）。

防御方案：

（1）用药咨询：联系医生评估是否需要调整餐前胰岛素剂量；

（2）进食策略：先吃蔬菜和蛋白质，再少量食用蛋糕（不超过 1 小块）；

（3）代谢管理：餐后 30 分钟进行简单运动（如室内散步 15 分钟）；

（4）动态监测：每小时检测血糖，随身携带葡萄糖片应急。"

2. 用药调整：找到最适合自己的方案

每个人的体质不同，用药需要像量体裁衣一样，找到最适合自己的药物和剂量,这样既能有效治疗,又不会伤害肝肾。

案例:高血压用药选择。

- 初级指令(基础咨询)

"高血压吃什么药不良反应小?"

DeepSeek 回复:

"常见选择:络活喜(适合老年人);代文(保护肾脏);利血平(可能引发抑郁)。"

- 优化进阶(个体化方案)

"60 岁男性,有糖尿病 + 蛋白尿,求降压药选择方案。"

DeepSeek 升级回复:

"首推方案:厄贝沙坦片 150 mg/d;

优势:降血压 + 护肾 + 改善糖代谢;

最佳服用时间:早晨空腹。"

- 高级玩法(动态调整)

"根据华为手表血压数据:晨峰血压 160/100 mmHg,请调整用药方案并提示复查项目。"

DeepSeek 专业回复:

"调整建议:加用氨氯地平 5 mg/d 早晨;需复查尿微量白蛋白 / 肾功能;警惕体位性低血压。"

3. 设备联动:健康管理"智能管家"

作用:像智能家居联动一样,让设备自动守护健康!

案例：低血糖预警。

- 初级指令（设备选择）

  "动态血糖仪怎么选？"

  DeepSeek 回复：

  "热门型号对比：雅培瞬感（免校准）；硅基动感（高精度）；价格区间：500~1 200 元 /14 天。"

- 优化进阶（报警设置）

  "设置血糖＜ 3.9 mmol/L 自动通知家属，并推送应急指南。"

  DeepSeek 升级回复：

  "智能方案：微信同步报警（含定位）；最近便利店导航（5 分钟内可达）；一键呼叫'120'模板。"

- 高级玩法（DeepSeek 预测）

  "结合运动手环＋饮食记录，预测未来 2 小时血糖趋势，提前调整胰岛素剂量。"

  DeepSeek 专业回复：

  "预测模型：当前血糖 5.8 mmol/L 且正在运动；

  建议：减少 1 单位胰岛素；30 分钟后再测确认。"

4. 家庭管理：健康"联防联控"

作用：像家庭安全监控系统一样，全家共同守护健康！

案例：老人用药管理。

- 初级指令（防错设计）

  "老人经常忘记吃药怎么办？"

  DeepSeek 回复：

  "基础方案：用药分装盒（早中晚分格）；智能药盒（到点闪光+鸣响）；家属微信提醒。"

- 优化进阶（远程监护）

  "同步智能药盒数据，发现降压药已 3 天未取，生成应对方案。"

  DeepSeek 升级回复：

  "应急措施：立即视频确认是否误服；安排社区医生上门检查；临时改用长效降压药。"

- 高级玩法（DeepSeek代诊）

  "上传近期血压/血糖数据+体检报告，生成图文版复诊预问诊单。"

  DeepSeek 专业回复：

  "智能预问诊单包含：指标变化趋势图；需重点咨询问题清单；医嘱记录空白栏。"

- 避坑指南（血泪经验包）

  致命错误：

  "看邻居吃降压药效果好就跟着吃"→结果因低血压晕倒；

  "血糖仪从来不校准"→测出假数据耽误治疗；

"把胰岛素放冰箱冷冻室"→药品结晶失效。

正确操作:

"药剂科,数据源=最新指南,生成用药备忘卡:

络活喜:早晨饭前,避免同时食用柚子;

二甲双胍:随餐服用,以防胃疼;

胰岛素:开封后室温保存,28天内用完。"

终极总结:

初级指令=看说明书(基础操作);

优化进阶=装App(智能提醒);

高级玩法=全屋智能(自动防护)。

用好这三招,慢性病管理比玩智能家居还简单!

五、慢性病管理二:个性化健康计划生成

用"健康记账本"记录生活点滴,让DeepSeek帮你订制专属养生攻略!(接下来,我们进入实战环节——如何用这些模板搞定全家人的慢性病!)

——手把手教你订制健康方案,从菜鸟变健康管理达人!

1. 饮食管理:糖尿病患者科学饮食指南

作用: 通过合理规划饮食结构和摄入量,帮助糖尿病患者维持血糖稳定,避免血糖剧烈波动,同时满足身体营养需求。

案例: 糖尿病饮食方案。

- 初级指令（新手必问）

"糖尿病不能吃什么？"

DeepSeek 回复：

"需避免高糖食物如：白米饭（1 碗 ≈ 4 块方糖）；香蕉（1 根 ≈ 3 块方糖）；

推荐替代：杂粮饭、苹果（每次半个）。"

- 优化进阶（精准提问）：

"50 岁女性，糖尿病 5 年，身高 160 cm，体重 70 kg，空腹血糖 8.0 mmd/L，求一周早餐食谱。"

DeepSeek 升级回复：

"周三早餐方案：燕麦片 50 g（需煮 20 分钟那种）；水煮蛋 1 个；凉拌菠菜 100 g。

注意：吃完 1 小时后测血糖！"

- 高级玩法（智能联动）

"营养科，数据源 =2023ADA 指南，同步血糖仪数据：

早餐后 2 小时血糖 > 10 mmol/L，请调整明日早餐方案并标注升糖指数。"

DeepSeek 专业回复：

"新方案：荞麦面 60 g（升糖指数 49）；鸡胸肉 80 g；油麦菜 200 g；预估餐后血糖下降 15%。"

2. 运动管理：关节炎患者关节保护运动指南

作用：通过科学选择低冲击运动方式和个性化运动强度，帮助关节炎患者在锻炼中减少关节磨损，维持关节灵活性和肌肉力量，同时避免膝盖等承重关节受伤。

- **初级指令（防伤必读）**

  "膝盖疼能运动吗？"

  DeepSeek 回复：

  "适合的运动：游泳（水温 28 ℃以上）；骑固定自行车；

  避免：爬山/爬楼梯。"

- **优化进阶（个性化调整）**

  "65 岁男性，高血压+膝关节炎，求每天 30 分钟运动计划。"

  DeepSeek 升级回复：

  "分段运动方案如下。

  早晨：靠墙静蹲 3 组（每组 1 分钟）；

  下午：坐姿抬腿练习（看电视剧时做）；

  傍晚：水中步行（水位到腰部）。"

- **高级玩法（数据追踪）**

  "连接手环数据：今日运动后血压 150/95 mmHg，请重新生成明日运动方案并标注安全心率范围。"

  DeepSeek 专业回复：

  "调整方案：八段锦 20 分钟（心率控制在 100~110 次/分）；

太极十二式（配教学视频链接）；运动前后各测血压 1 次。"

3. 睡眠管理：失眠患者科学改善方案

作用：通过建立规律作息、调整睡前习惯、改善睡眠环境等科学方法，帮助失眠患者提高睡眠质量，促进身体恢复，逐步摆脱失眠困扰。

案例：更年期失眠调理。

- **初级指令（快速入门）**

"更年期失眠怎么办？"

DeepSeek 回复：

"基础方案：晚餐喝小米粥；睡前泡脚 15 分钟；下午 3 点后不喝咖啡。"

- **优化进阶（精准订制）**

"55 岁女性，潮热盗汗，每晚醒 3~4 次，求深度睡眠方案。"

DeepSeek 升级回复：

"分阶段方案：21:00 喝酸枣仁百合茶；21:30 听白噪音（推荐雨声）；22:00 进行 4-7-8 呼吸法练习。"

- **高级玩法（科技联动）**

"同步智能手环数据：深度睡眠＜1 小时，请生成明日助眠方案并联动智能家居。"

DeepSeek 专业回复：

"智能方案：空调自动设定 20 ℃睡眠模式；智能窗帘在日出

前 1 小时缓慢打开；播放 α 脑波音乐（附歌单链接）。"

4. 家庭健康组队攻略

作用：通过家庭成员间的协作与支持，共同制订健康管理计划，定期监测血压、血糖等指标，互相提醒用药和运动，帮助慢性病患者更有效地控制病情，同时提升全家健康意识，营造共同关注健康的家庭氛围。

案例：儿童糖尿病管理。

- 初级指令（家长必问）

"孩子得了糖尿病怎么吃饭？"

DeepSeek 回复：

"基础原则：定时定量；随身携带糖果防低血糖；禁止喝含糖饮料。"

- 优化进阶（精准控糖）

"8 岁男孩，1 型糖尿病，求校运会当日饮食运动方案。"

DeepSeek 升级回复：

"校运会特别方案：①早餐#全麦三明治（面包 50 g+鸡蛋 1 个）；②运动前#加餐无糖酸奶 100 g；

每半小时测血糖 1 次。"

- 高级玩法（全家联动）

"生成全家控糖挑战：父母陪孩子每日运动 30 分钟，达标奖励健康积分兑换周末出游。"

DeepSeek 专业回复：

"积分规则：每日血糖达标 +10 分；亲子运动打卡 +5 分；300 分兑换动物园郊游（含控糖野餐方案）。"

- **避坑指南（血泪经验包）**

常见错误：

"听说吃苦瓜降糖就天天吃"→ 导致营养不良；

"每天暴走 2 万步降血压"→ 结果因膝盖积液住院；

"失眠就吃褪黑素"→ 产生依赖性反而更睡不着。

正确操作：

"全科医生，数据源 = 最新指南，生成中秋宴改良方案：月饼切 1/8 块当甜品；清蒸鱼替代红烧肉；家族游戏代替打麻将久坐。"

终极总结：

初级指令 = 问路（"去哪里吃饭"）；

优化进阶 = 开导航（"避开拥堵路线"）；

高级玩法 = 自动驾驶（"全程智能托管"）。

用好这三板斧，慢性病管理不再困难！

第五节　检查报告解读

——手把手教你用 DeepSeek 秒懂体检单，像查字典一样简单！

一、血常规/影像学分析

作用： 通过科学解析血常规报告中的关键指标（如红细胞、

白细胞、血小板等），用通俗易懂的语言解释各项数值的临床意义，帮助患者理解身体状况，识别潜在健康问题，并提供后续就医或生活方式调整的建议。

案例：白细胞偏高怎么办。

- 初级指令（小白必看）

"帮我看下血常规报告，箭头朝上的指标什么意思？"

DeepSeek 基础回复：

"重点指标解读如下。

白细胞 $10.8 \times 10^7/L$ [正常（3.5~9.5）$\times 10^9/L$]：可能感冒了；

血红蛋白 125 g/L（正常 115~150 g/L）：没贫血；

建议：多喝水多休息，3 天后复查。"

风险提示："如果高烧 39 ℃以上，请立即看医生！"

- 优化进阶（精准分析）

"上传近 3 次血常规报告，看看白细胞变化趋势。"

DeepSeek 升级回复：

"趋势分析图：白细胞：8 → 10 → 12（持续升高）。

可能原因：

（1）慢性感染（如牙龈炎）；

（2）炎症反应（如关节炎）。

建议检查：C 反应蛋白 + 风湿三项！"

风险提示："持续升高需排除血液系统疾病！"

- 高级玩法（智能管理）

"同步体温记录 + 用药史，分析白细胞升高的可能原因。"

DeepSeek 专业回复：

"关联分析：最近 3 天体温 37.8~38.5 ℃；正在服用泼尼松（激素可能影响结果）。

推荐方案：

（1）停激素 3 天后复查；

（2）加做降钙素原检测。"

风险提示："激素不能擅自停用，需咨询医生！"

二、影像学报告：让"黑白照片"会说话，检查项目优化建议

作用：通过系统解析影像学检查图像中的关键信息，解释病灶位置、性质及临床意义，帮助患者准确理解诊断结果，并为后续治疗或随访提供明确指导。

案例：肺结节报告解读。

- **初级指令（快速安心）**

"CT 报告说'肺结节 5 mm'，严重吗？"

DeepSeek 基础回复：

"基本判断：＜ 8 mm 多为良性！

建议：

（1）戒烟；

（2）6 个月后复查 CT。

不要恐慌性做 PET-CT！"

风险提示："如果出现咳血、胸痛要立即就医！"

- 优化进阶（深度分析）

"上传 CT 胶片照片，分析结节位置和特征。"

DeepSeek 升级回复：

"影像分析：右肺下叶背段；纯磨玻璃样结节；恶性概率：<5%；推荐保存本次影像用于对比。"

风险提示："建议使用医院电子胶片，照片可能不清晰！"

- 高级玩法（智能预测）

"结合吸烟史+肿瘤标志物，预测结节发展风险。"

DeepSeek 专业回复：

"风险模型：吸烟20年（高风险因素）；CEA 正常（利好因素）；未来2年癌变概率8%。

预防建议：

（1）低剂量螺旋 CT 年度筛查；

（2）补充维生素 E。"

风险提示："模型仅供参考，需结合临床检查！"

三、操作指南：DeepSeek报告解读三步法

作用：通过"选择报告类型—上传检测数据—获取分析结果"三个直观步骤，让 DeepSeek 像手机点外卖一样自动完成医学报告解读，生成健康分析和专业建议，帮助用户快速掌握身体状况。

- 血常规报告解读步骤

拍照技巧：

（1）对焦文字部分；

（2）不要遮挡数值；

小技巧：

白天靠窗拍更清晰。

隐私保护：

（1）用修图软件遮盖姓名/身份证号；

（2）选择加密传输的 DeepSeek 平台。

结果验证：

（1）异常指标必须找医生确认；

（2）对比三家 DeepSeek 解读结果（不同平台交叉验证）。

- **影像报告解读步骤**

    上传准备：

    翻拍 CT 胶片：关闭闪光灯，垫白纸做背景；

    优先上传 DICOM 数字文件（向医院索要）。

    智能分析：

    （1）用 DeepSeek 标注工具圈定关注区域；

    （2）多角度查看 3D 重建模型。

- **报告管理**

    建立"健康云相册"分类保存；

    设置复查提醒（如"半年后查结节"）。

    避坑指南（保命小贴士）

    致命错误示范：

    "看到肿瘤标志物升高就觉得自己得癌"→ 实际可能是炎症引起；

    "结节报告正常就再也不复查"→ 可能错过早期癌变；

"自己对照网络买药吃" → 可能加重病情。

正确操作模板：

"影像科，数据源=NCCN指南，生成肺结节监护方案：

每6个月低剂量CT；

记录结节大小/密度变化；

紧急情况清单（咳血/消瘦/骨痛）。"

终极总结：

初级指令＝看路标（知道往哪走）；

优化进阶＝查导航（避开拥堵路段）；

高级玩转＝自动驾驶（智能规划路线）；

用好这三招，检查报告比外卖菜单还好看懂！

- **未来展望：DeepSeek如何改变医疗**

    基层医疗升级：

    社区医院用DeepSeek解读报告，患者扫码即可获取结果，再也不用跑大医院。

    罕见病诊断突破：

    DeepSeek通过海量数据学习，能识别百万分之一的罕见病特征（如"周期性发热综合征"）。

    全球医疗普惠：

    在非洲等偏远地区，医生用手机+DeepSeek即可完成超声分析，填补医疗空白。

> **一句话总结**
>
> DeepSeek=健康翻译官，可视化=医学说明书。从血常规到CT，DeepSeek让晦涩报告变成"家常话"，看病也变得轻松！

四、检查项目优化建议：CT与MRI选择对比

用"健康导航仪"拍张报告，DeepSeek 秒变"检查项目推荐官"，连医生都说方便。（接下来，我们手把手教你玩转 CT/MRI 选择！）

1. CT vs MRI：你的身体需要哪种"扫描仪"？

作用：根据身体检查需求（如急诊创伤/软组织病变/肿瘤筛查等），系统对比 CT 与 MRI 的成像原理、适用场景及优缺点，帮助患者在医生指导下选择最适合的影像学检查方法。

案例：头痛该选哪种检查？

- 初级指令（快速判断）

"最近总是头痛，应该做 CT 还是 MRI？"

DeepSeek 基础回复：

"初步建议：

突发剧烈头痛 → 急诊 CT（排查脑出血）；

长期慢性头痛 → 平诊 MRI（看脑组织细节）。

风险提示：孕妇优先选 MRI（CT 有辐射）。"

- 优化进阶（精准匹配）

"50 岁女性，有高血压病史，最近 1 周右侧头痛伴恶心，求检查方案对比。"

DeepSeek 升级回复：

"分情况建议：

如果呕吐严重 → 立即做 CT（排除脑出血）；

如果手脚麻木 → 加做 MRI（查小脑病变）。

省钱技巧：先做 CT 排除急症，再决定是否做 MRI。"

• **高级玩法（数据联动）**

"同步体检报告示：胆固醇偏高 + 颈动脉斑块，生成订制化检查方案。"

DeepSeek 专业回复：

"阶梯式方案如下。

（1）颈部血管超声（查斑块稳定性）；

（2）头颅 CT（快速排查脑梗死/出血）；

（3）如无异常但持续头痛 → 脑部 MRI+ 血管成像。

全程预估耗时：2~3 天。"

2. CT的超能力与使用禁忌

作用：通过快速成像技术（如急诊创伤/脑出血/骨折等），CT 能在短时间内捕捉体内病变的关键信息；同时明确辐射暴露风险、孕妇禁忌及对比剂过敏等注意事项，帮助患者科学选择检查方式。

案例：胸痛急救检查。

• **初级指令（紧急情况）**

"突然胸痛要做什么检查？"

DeepSeek 基础回复：

"救命流程：

立即做心电图 +CT 血管造影；

黄金抢救时间：胸痛发作 6 小时内。

注意：碘过敏患者需提前告知医生！"

- **优化进阶（精准诊断）**

"60 岁男性，有吸烟史，胸痛放射至左臂，D- 二聚体升高，求检查策略。"

DeepSeek 升级回复：

"检查组合拳如下：

（1）急诊 CT 肺动脉造影（查肺栓塞）；

（2）冠状动脉 CTA（查心肌梗死）；

（3）如均阴性 → 加做主动脉 CT（排除夹层）。

小贴士：检查前 4 小时需禁食。"

- **高级玩法（辐射管理）**

"生成年度辐射档案：包含 CT 检查次数/剂量/安全间隔建议。"

DeepSeek 专业回复：

"2024 年辐射记录：

1 月胸部 CT（2 mSv）；

6 月腹部 CT（5 mSv）；

年度累计：7mSv（＜安全值 20 mSv）。

下次 CT 建议间隔：至少 3 个月。"

3. MRI的智慧与注意事项

作用：通过高分辨率成像技术（如神经系统病变/关节软骨损伤/肿瘤早期筛查等），MRI能清晰显示体内软组织的精细结构；同时明确磁场禁忌证（金属植入物/心脏起搏器）、幽闭恐惧症应对及检查前准备要求，帮助患者安全高效完成检查。

案例：腰椎间盘突出复查。

- 初级指令（日常咨询）

"腰疼做 MRI 要多少钱？多久出结果？"

DeepSeek 基础回复：

"基础信息：普通腰椎 MRI600~800 元；检查时间 20 分钟 / 当天出报告。

禁忌：体内有金属（如心脏支架）需提前说明！"

- 优化进阶（精准扫查）

"35 岁程序员，久坐后左腿麻，怀疑腰椎问题，求 MRI 扫描方案。"

DeepSeek 升级回复：

"精准定位方案：

扫描范围：L_3~S_1 椎间盘；

必查项目：T_2 加权像 + 矢状位；

加做建议：神经根水成像（查压迫程度）；

检查姿势：带腰托保持平躺。"

- 高级玩法（影像管理）

"上传历年腰椎 MRI，DeepSeek 生成椎间盘退化趋势图。"

DeepSeek 专业回复：

"退化分析报告：L_4~L_5 椎间盘高度下降 15%。

推荐：游泳 + 核心肌群训练；

复查提醒：2025 年 1 月前复查。"

4. DeepSeek选检神器使用指南

作用：像购物比价平台一样，智能推荐最优检查方案。

- **操作三步法**

  症状描述：

  用"身体部位+疼痛性质+持续时间"格式。

  避免只说"不舒服"（太笼统）。

  示例："右膝盖蹲下时疼了3个月。"

  病史补充：

  必填：手术史/过敏史/怀孕情况；

  选填：近期用药/检查报告；

  技巧：拍照上传旧检查单。

  方案生成：

  接收对比表格（CT/MRI优缺点）；

  获取医院导航（显示附近有空位的机构）；

  高级功能：预约检查智能排队（避开高峰期）。

- **避坑指南（保命小贴士）**

  致命错误示范：

  "觉得辐射无所谓，半年做5次CT"→可能诱发癌症；

  "隐瞒体内有金属直接做MRI"→导致体内植入物移位；

  "检查正常就万事大吉"→可能漏诊早期病变。

  正确操作模板：

  "影像科，数据源=最新指南，生成检查组合方案：

  （1）急性胸痛：CT血管造影（1小时内完成）；

  （2）慢性头痛：MRI+MRA（血管+脑组织同扫）；

  （3）关节损伤：首选MRI（软骨损伤CT看不清）。

  风险提示：增强检查需家属陪同！"

- **未来展望：DeepSeek如何改变检查选择**

  基层医疗升级：

社区医院用 DeepSeek 分析报告，患者扫码即可获取 CT/MRI 选择建议，再也不用跑大医院。

精准医疗突破

DeepSeek 通过海量数据学习，能预测哪种检查更适合你的病情（如"您的脑部病灶疑似胶质瘤，建议直接做增强 MRI"）。

> **一句话总结**

CT= 急救快枪手，MRI= 细节侦察兵。用 DeepSeek 当贴心参谋，检查选择也能像玩手机游戏一样简单！

五、大病辅助诊断与治疗监督

大病攻坚战——从"疑神疑鬼"到"精准拆弹"的 AI 全流程陪跑。

1. 肺癌：从"肺结节"到"精准爆破"的生死时速

- 初级指令（小白求助）：

用户输入："CT 报告说肺上有个小结节，医生让观察，会变成癌吗？"

DeepSeek 基础响应：

秒懂报告：

结节 ≥ 5 mm：相当于"小米粒"，恶性概率 < 1%，每年复查就行；

结节 > 8 mm：像"绿豆带刺"，需进一步查 PET-CT（附检查预约链接）。

避坑提示：

错误：网上搜"肺结节 = 肺癌"→吓得整夜失眠！

正确：用 DeepSeek"报告翻译"功能，它会帮助你彻底了解病情。

- **中级指令（精准追击）**

用户输入："结节长到 8 mm，医生让穿刺，疼不疼？有必要吗？"
DeepSeek 升级响应：
DeepSeek 追问三连：
是实性还是磨玻璃样？（实性风险高）；
抽烟多少年？（每天 1 包 ×20 年 = 高危）；
肿瘤标志物高不高？（CEA > 5 ng/mL 要警惕）。
决策树生成：
低风险：3 个月后查薄层 CT（附医院绿色通道）；
高风险：穿刺活检 + 基因检测（查 EGFR 突变）。
费用透明：
穿刺医保报 60%，自费约 2 000 元；
基因检测 5 000 元（附分期付款攻略）。

- **高级指令（基因神助攻）**

用户输入："基因检测 EGFR 阳性，医生推荐靶向药，能用医保吗？"
DeepSeek 专业方案：
用药匹配：奥希替尼一线治疗（医保报销 70%，需病理报告）。
耐药预警：查 *T790M* 突变，提前备好二线方案。
不良反应管家：
皮疹→涂维生素 E 乳膏（药店 10 元一支）；
腹泻→口服蒙脱石散（饭前 1 小时吃）。

生存率对比：同类患者3年生存率78%（附康复者食谱+运动计划）。

- **避坑指南**

作死行为：听说靶向药好，逼医生开药→可能加速耐药！
正确操作：严格按指南用药，AI监控CEA指标（每月一查）。

一句话总结

在肺癌治疗领域，DeepSeek承担着重要的角色——基因检测技术则类似于X线，实现了精准治疗的目标，确保治疗过程中对患者身体的最小伤害。

治疗方案对比表

对比维度	北京协和医院方案	上海胸科医院方案	DeepSeek 指令示例（分级）
手术方式	微创切除	立体定向放疗	初级："肺结节要手术吗？" 中级："对比微创手术和放疗的优缺点。" 高级："基于肿瘤位置和基因突变类型，推荐个性化方案。"
费用	8万（医保报60%）	12万（医保报50%）	初级："治疗要多少钱？" 中级："计算医保报销后自费部分。" 高级："生成费用分期支付攻略（含公益基金申请链接）。"
康复周期	2周	1个月	初级："手术后多久能上班？" 中级："制订术后3个月康复计划。" 高级："同步智能呼吸训练器数据，动态调整康复强度。"

2. 冠心病：从"胸口压大石"到"血管大扫除"

- **初级指令（救命时刻）**

    用户输入："胸口像压石头，左胳膊麻，是心梗吗？"

    DeepSeek 极速响应：

    生死判断：

    持续 > 15 分钟 + 冒冷汗→立即打"120"；

    自救步骤：嚼服 300 mg 阿司匹林，静坐等救护车。

    避坑提示：

    错误：自己开车去医院→可能猝死在路上！

    正确：救护车优先送胸痛中心（附实时导航）。

- **中级指令（支架术后）**

    用户输入："装了心脏支架，医生开的药要吃一辈子？"

    DeepSeek 升级响应：

    用药清单：

    双抗药（阿司匹林 + 氯吡格雷）：至少吃 1 年（防血栓）；

    他汀类（瑞舒伐他汀）：终身服用（血管清道夫）。

    复查日历：

    半年查颈动脉超声（防斑块脱落）；

    每年冠脉 CTA（看其他血管堵没堵）。

    饮食运动：

    每天一把核桃（降炎症反应）；

    运动心率 ≤（220- 年龄）× 70%（附手环设置教程）。

- **高级指令（智能联防）**

    用户输入："智能手表提示凌晨心率120次/分钟，要紧吗？"
    DeepSeek预警方案：
    溯源分析：
    漏服降压药→血压飙到 160/100 mmHg；
    打鼾严重→建议做睡眠呼吸监测（防缺氧伤心脏）。
    家庭急救包：生成心肺复苏教学GIF（按压频率100~120次/分）。
    药箱自动补货：硝酸甘油过期前30天提醒换新。
    避坑指南：
    致命错误：支架术后抽烟喝酒→血管再堵快3倍！
    保命操作：AI每周推送"血管年龄"报告（吃啥动啥一目了然）。

> **一句话总结**

    心脏支架不是护身符，AI管家才是血管终身"保姆"——药不能停，嘴不能馋，数据不能断！

3. 乳腺癌：从"摸到硬块"到"美丽重生"

- **初级指令（自查警报）**

    用户输入："乳房有个硬块，按着疼，会是癌吗？"
    DeepSeek基础响应：
    快速分诊：
    月经前胀痛→大概率增生（热敷观察）；
    肿块固定+无痛→立马挂乳腺外科。
    检查攻略：

年轻选 B 超（无辐射）；

40 岁以上加钼靶（附疼痛指数说明）。

- **中级指令（化疗抉择）**

  用户输入："确诊乳腺癌，化疗掉头发能避免吗？"

  DeepSeek 升级响应：

  方案对比：

  （1）必须化疗：肿瘤 > 2 cm 或淋巴结转移；

  （2）保发方案：冰帽降温（减少掉发）+ 假发挑选指南。

  不良反应缓冲：止吐药提前 1 小时吃。

  化疗食谱：山药小米粥 + 姜糖水（防恶心）。

- **高级指令（美丽重建）**

  用户输入："切除手术后想重建乳房，哪种方式适合我？"

  DeepSeek 专业方案：

  个性化推荐：

  自体脂肪移植（自然但需多次手术）；

  硅胶假体（一次成型，10 年一换）。

  医保解析：

  重建手术报销条件（需病理报告 + 指定医院）；

  慈善项目申请（减免 50% 费用）。

  心理护航：

  对接病友社群（抗癌明星直播）；

  生成"瘢痕化妆"教程（附产品链接）。

  避坑指南：

  错误：用偏方"以毒攻毒"→肝肾功能损伤！

  正确：严格按指南治疗，AI 同步国际最新疗法。

> **一句话总结**

乳腺癌不是美丽终结者，AI 管家帮你从"少一块"到"更自信"——科学治疗，优雅重生！

全周期管理核心逻辑

大病管理全流程

检查发现 → 精准诊断 → 方案验证 → 治疗执行 → 长期监测
　　↓　　　　↓　　　　　↓　　　　　↓　　　　　↓
AI 初筛　基因/影像分析　匹配指南/医保　不良反应管理　复发预警

4. DeepSeek医疗管家使用手册

操作三步法：

症状描述：用"身体部位+核心症状+时间轴"格式。

示例："左肩疼痛 3 个月，夜间加重，伴上肢麻木。"

病史补充：必填项（手术史/过敏史/家族史）。

选填项：近期用药（如阿司匹林）、旧报告单照片。

方案生成：获取对比表格（CT/MRI 优缺点）。

- **高级功能：**

预约检查智能排序（避开三甲医院高峰期）；

生成检查注意事项（如增强 CT 需禁食 4 小时）。

避坑指南：

"医生让做普通 CT，拒绝增强检查"→可能漏诊早期肿瘤。

正确操作：

要求医生开具：

（1）增强 CT（明确血管侵犯）；

（2）MRI（评估神经压迫）；

（3）血液肿瘤标志物检测。

- **未来展望：DeepSeek如何重新定义诊疗流程？**

  基层医疗升级：

  社区医院接入 DeepSeek 后，患者扫码即可获取：

  肺结节 AI 分级报告（准确率95%）；

  脑卒中风险评估（结合可穿戴设备数据）。

  精准医疗突破：

  DeepSeek 通过学习百万级病例数据，能预测：

  例如："您的肠息肉基因突变特征提示：

  （1）息肉恶变概率87%；

  （2）推荐内镜下 ESD 切除术（创伤更小）。"

- **终极愿景**

  CT= 战场急救兵（快速锁定病灶）；

  MRI= 战略侦察队（解析微观战场）；

  DeepSeek= 指挥中枢（整合全局数据，制订最优作战方案）。

一句话总结

计算机断层扫描（CT）技术具有"照妖镜"之效，磁共振成像（MRI）技术则具备"显微镜"之能，而 DeepSeek 技术则可类比为"军师"——在重大疾病的诊断与治疗过程中，我们能够采取类似于策略游戏的步步为营、谨慎有序的策略。

- **为什么需要DeepSeek管家？**

  检查不抓瞎： CT报告秒变"白话文"，结节大小形象比喻易理解。

  治疗不踩坑： 基因检测直接匹配最佳药物，拒绝无效治疗。

  康复不孤单： 病友社群＋心理支持，抗癌路上有人同行。

第四章

特殊场景应对策略

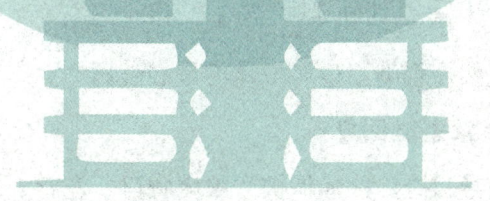

第一节 危急症状红名单
（胸痛/高热/意识模糊等）

若身体突然发出"红色警报",记住"快、准、稳"三字诀,关键时刻能救命!（接下来教你如何用 DeepSeek 秒变"健康守护神"!）

一、胸痛:胸口压大石? 三步救命法

迅速反应,把握关键的 120 分钟黄金救治时间。

案例教学:突发胸痛处理。

- **初级指令（紧急判断）**

"胸口突然疼得喘不过气,是不是心脏病?"

DeepSeek 基础回复:

"危险信号自查:疼痛像被大象压胸口;左臂/下巴发麻;冒冷汗 + 恶心。

立即行动:

(1) 拨打'120'说清症状;

(2) 静坐别乱动。

风险提示：别自己开车去医院！"

- **优化进阶（精准描述）：**

"55 岁男性，抽烟 20 年，胸痛 30 分钟，含服硝酸甘油无效，求急救指导。"

DeepSeek 升级回复：

"分秒必争方案：

告知'120'怀疑心肌梗死，含药无效；

嚼服 300 mg 阿司匹林（无过敏史）；

保持半坐位，双腿下垂。

风险提示：血压 < 90/60 mmHg 禁用硝酸甘油！"

- **高级玩法（智能联动）**

"同步智能手表数据：心率 120 次/分，ST 段抬高，生成急救导航。"

DeepSeek 专业回复：

"紧急方案：最近能做心脏介入的医院（2.5 公里）；电子病历已发送急诊科（含过敏史）；心内科主任正在待命。

风险提示：避免情绪激动。"

二、高热：身体烧开水？儿童/成人区别应对

作用：像给手机降温一样防止"系统崩溃"。

案例：儿童高热惊厥。

- **初级指令（新手家长必看）**

    "宝宝发烧 40 ℃会烧坏脑子吗？"

    DeepSeek 基础回复：

    "紧急处理：退热贴贴额头 + 温水擦腋窝；不要捂汗！

    按体重喝美林（10 kg 喝 4 mL）；

    风险提示：抽搐时别往嘴里塞东西。"

- **优化进阶（精准用药）**

    "3 岁幼儿重 15 kg，反复高烧 39.8 ℃，已服美林 2 次，求替代方案。"

    DeepSeek 升级回复：

    "交替用药方案：6:00 美林 5 mL；12:00 泰诺林 7 mL；

    物理降温：冰袋裹毛巾敷大腿根。

    风险提示：24 小时退烧药 ≤ 4 次！"

- **高级玩法（数据追踪）**

    "连接智能体温计，生成 48 小时体温曲线 + 就医预警！"

    DeepSeek 专业回复：

    "危险信号：持续高热 > 40 ℃超 3 小时；出现紫色皮疹（警惕脑膜炎）。建议：立即前往儿童发热门诊。风险提示：别自行使用抗生素！"

三、意识模糊：大脑死机？黄金4分钟行动指南

作用：通过快速评估意识状态（拍打呼叫）、启动应急系统

（拨打急救电话）、实施基础生命支持（开放气道/人工呼吸/胸外按压）等标准化流程，抓住黄金救治时机，最大限度挽救生命并降低脑损伤风险。

案例：突然昏迷急救。

- **初级指令（快速反应）**

"有人晕倒了，怎么判断要不要做心肺复苏？"

DeepSeek 基础回复：

"急救三步法：

（1）轻拍肩膀喊名字；

（2）看胸廓有无起伏；

（3）摸颈动脉搏动（喉结旁两指）。

风险提示：无呼吸立即开始心肺复苏术（CPR）！"

- **优化进阶（精准施救）**

"60岁糖尿病患者突然昏迷，呼吸微弱，求急救步骤。"

DeepSeek 升级回复：

"分情况处理：如怀疑低血糖：喂糖水（意识清醒时）；

无脉搏：立即胸外按压（每分钟100次）；

同步呼叫'120'并开启免提指导。

风险提示：昏迷患者禁喂食！"

- **高级玩法（远程指导）：**

"开启 AR 急救指导：实时矫正按压深度/频率。"

DeepSeek 专业回复：

"智能监护：按压深度实时提示（5~6cm 最佳）；按歌曲《最炫民族风》节奏保持速度；累计按压 200 次后自动提醒人工呼吸。

风险提示：避免中断超过 10 秒！"

第二节　急救措施指令问答模板大全

用"三步提问法"让 DeepSeek 秒变急救专家，关键时刻不慌乱！（接下来教你用生活化语言快速获取专业指导！）

一、儿童烫伤处理指南

案例：2 岁宝宝打翻热水杯。

- **初级指令（紧急降温）：**

"宝宝手被烫红了，怎么处理？"

DeepSeek 基础回复：

"立即行动：用常温自来水冲 15 分钟（别用冰块！）；剪开衣服，别硬脱。

风险提示：千万别涂牙膏 / 酱油！"

- **优化进阶（伤口护理）**

"起了水疱要怎么处理？需要去医院吗？"

DeepSeek 升级回复：

"分级处理：

手掌大小烫伤：家用烫伤膏 + 无菌纱布；

超过宝宝手掌面积：立即去烧伤科。

记录：拍照记录伤口变化（每 2 小时 1 次）。"

- **高级玩法（瘢痕预防）**

  "上传烫伤照片，DeepSeek 生成恢复方案。"

  DeepSeek 专业回复：

  "智能护理计划：白天用硅胶贴防增生；晚上涂芦荟胶保湿。

  复查提醒：第 3、第 7、第 14 天拍照对比！"

二、鱼刺卡喉急救手册

案例：吃鱼时突然卡刺。

- **初级指令（禁止操作）**

  "鱼刺卡喉咙，吞饭团有用吗？"

  DeepSeek 基础回复：

  "危险警告：千万别吞饭/喝醋！张大嘴发'啊'声，用手电筒找刺；

  风险提示：强行吞咽可能刺穿食管！"

- **优化进阶（自助处理）**

  "看见刺在扁桃体上，能自己取吗？"

  DeepSeek 升级回复：

  "安全取刺法：用干净镊子（酒精消毒）；让他人用筷子压

115

住舌头；尝试 3 次失败立即就医！"

- **高级玩法（急诊导航）**

"晚上 10 点鱼刺卡喉，找 24 小时耳鼻喉科！"

DeepSeek 专业回复：

"紧急方案：最近 3 家夜间急诊（附排队人数）；出发前拍咽喉部照片（方便医生预判）；可含服冰水减轻肿胀（但别吞咽）。"

三、中风识别三分钟教程

案例：老人突然口齿不清。

- **初级指令（快速判断）**

"爷爷说话突然大舌头，是不是中风？"

DeepSeek 基础回复：

"FAST 自查法：让他笑一笑（看嘴歪不歪）；举起双手（看是否下垂）；记录发病时间；符合任意一项立即打'120'！"

- **优化进阶（精准记录）**

"发病时间记不清怎么办？"

DeepSeek 升级回复：

"时间推算技巧：查手机最后通话记录；问当时看的电视节目。

重要提示：跟医生说明是推测时间！"

- **高级玩法（病历准备）**

"同步既往病史：高血压 10 年，生成急救包。"

DeepSeek 专业回复：

"智能急救包：当前用药清单（含剂量/时间）；最近取栓医院导航；给医生的病情简述（含过敏史）。"

四、家庭急救包智能升级

案例：组建家庭安全站。

- **初级指令（基础配置）**

"家里该备哪些急救物品？"

DeepSeek 基础回复：

"必备清单：医用纱布/胶带；电子体温计；退热贴；硝酸甘油（老人必备）；急救联系电话表！"

- **优化进阶（个性订制）**

"有糖尿病和心脏病老人，需要加什么？"

DeepSeek 升级回复：

"升级配置：血糖仪+试纸；便携式心电仪；快速升糖凝胶；用药时间表（带闹铃功能）！"

- **高级玩法（智能管理）**

"连接智能药箱，自动生成补给清单。"

DeepSeek 专业回复：

"智能管家功能：药品临期 1 个月自动提醒；一键下单常用药；生成家庭健康月报（含急救演练记录）。"

- **避坑指南（救命法则）**

致命错误：

"中风患者盲目喂水喂药"→导致窒息死亡。

"触电后直接拉人"→跟着触电。

"烧伤后乱涂药膏"→引发感染。

正确操作：

"急诊科数据源＝红十字会指南生成家庭应急手册；

每季度演练 1 次心肺复苏；

冰箱贴急救流程图（含'120'话术模板）；

全家分工＃爸爸负责 CPR/妈妈负责联络/孩子拿急救包。"

五、家庭急救包必备物品清单

提问示例：

"急救包里应该放哪些东西？"

DeepSeek 输出示例：

"基础款：创可贴、纱布、碘伏、体温计。

进阶款：止血带（布条/皮带）、退热贴、硝酸甘油。

野外款：哨子、反光背心、保温毯！"

使用提示：

（1）每半年检查药品有效期；

（2）定期更换止血带（最长1个月）!

提问公式总结：

"我是【50岁高血压患者】，【突发胸痛1小时】，伴随【大汗、左臂麻木】，下一步怎么做？"

DeepSeek输出结构：

立即拨打"120"（描述症状＋黄金时间）；

保持半卧位，解开紧身衣物；

有条件者舌下含服硝酸甘油（注意血压）!

终极总结：

初级指令＝发现着火（识别危险）；

优化进阶＝拿灭火器（正确操作）；

高级玩转＝装烟雾报警器（提前预防）!

用好这三招，急救就会有条不紊。

- 未来展望：DeepSeek如何守护全家健康

智能预警系统：

通过可穿戴设备实时监测心率、血氧，DeepSeek自动推送预警。

远程医疗指导：

在救护车到达前，DeepSeek可提供心肺复苏教学视频或用药建议。

> **一句话总结**
>
> 胸痛快叫救护车，高热物理降温先，意识模糊别耽搁！用 DeepSeek 当随身健康顾问，关键时刻不掉链子！

第三节 意外伤害处理：骨折/动物咬伤急救全攻略

意外伤害突然来敲门？跟着"急救三步法"走，关键时刻能救命！（接下来教你用生活化语言快速掌握急救技能！）

一、骨折急救：摔倒后千万别乱动

案例：老人楼梯滑倒，右腿变形。

三步处理法如下。

- 初级指令（保命操作）

"奶奶腿摔变形了，怎么处理？"

DeepSeek 基础回复：

"立即行动：拨打'120'说明'疑似骨折'；用枕头/衣服固定伤腿！

风险提示：禁止尝试复位！"

- **优化进阶（临时固定）**

    "如何用家里物品做夹板？"

    DeepSeek 升级回复：

    "自制夹板指南：用硬皮书（超过膝盖和脚踝）；围巾打结固定（别绑太紧）；毛巾包冰块冷敷消肿。"

- **高级玩法（智能转运）**

    "同步定位信息，生成急救导航！"

    DeepSeek 专业回复：

    "紧急方案：最近骨科医院（带 CT 设备）；电子病历已发送：高血压＋骨质疏松史；预计救护车 12 分钟到达！"

    避坑指南：

    错误：给伤者喂水→可能影响麻醉！

    正确：用手机录下受伤过程（帮助医生判断）！

二、动物咬伤：小狗小猫也危险

案例：孩子被流浪狗咬破手指。

三步处理法如下。

- **初级指令（紧急冲洗）**

    "被狗咬出血了，需要打针吗？"

    DeepSeek 基础回复：

"立即行动：肥皂水冲洗 15 分钟（边冲边挤）；不要包扎，保持伤口开放。

风险提示：24 小时内必须打疫苗！"

- 优化进阶（疫苗选择）

"该打哪种狂犬疫苗？需要打几针？"

DeepSeek 升级回复：

"接种方案：

（1）5 针法：当天 /3/7/14/28 天各 1 针。

（2）211 法：当天 2 针 +7/21 天各 1 针（适合偏远地区）。

查询最近防疫站（带免疫球蛋白）！"

- 高级玩法（风险预测）

"上传伤口照片，评估感染风险！"

DeepSeek 专业回复：

"智能评估：

（1）高风险：深齿痕 + 神经损伤→立即住院。

（2）中风险：表皮破损→打疫苗 + 观察。

（3）低风险：仅有牙印→清洗 + 打疫苗。"

避坑指南

错误：用嘴吸伤口→可能感染狂犬病。

正确：记录动物特征（颜色 / 大小 / 去向）。

三、DeepSeek急救提问宝典

万能模板

"我是【患者身份】,【具体伤情】,已做【初步处理】,需要【具体帮助】"

案例实战

- 烫伤优化提问

"3岁宝宝打翻热水壶,右手臂起泡,已冲水15分钟,接下来怎么办?"

DeepSeek 回复:

"进阶处理:用干净毛巾包裹送医;不要挑破水疱(天然保护层)。

拍照记录:伤口大小/水疱数量!"

- 骨折智能联动

"同步健康档案:奶奶有骨质疏松,生成转运医院的注意事项!"

DeepSeek 回复:

"订制方案:救护车需配备担架床。

携带日常用药:钙片 + 止痛药。

病历重点标注:2022年有腰椎骨折史!"

- 咬伤风险预警

"被野猫抓伤3天后,伤口红肿发热,是否发病?"

DeepSeek 回复：

"危险信号：可能感染猫抓病／狂犬病！立即就医检查：①血液细菌培养；②狂犬病毒核酸检测。"

- **避坑指南（救命法则）**

  家庭急救三大纪律：

  不乱动：骨折／脊椎伤患者保持原位。

  不乱涂：伤口禁用牙膏／酱油／草药。

  不乱喂：昏迷患者禁止喂食、喂水。

  智能急救包配置：

  基础版：纱布／碘伏／止血带／冰袋。

  进阶版：呼吸面罩／保温毯／多功能剪刀。

  智能版：

  药品有效期自动提醒；

  一键呼叫急救车（带定位功能）；

  健康数据即时分析！

- **终极总结**

  初级应对 = 踩刹车（阻止伤害扩大）。

  优化处理 = 开双闪（明确危险信号）。

  高级方案 = 叫拖车（专业救援介入）。

  用好这三招，突发意外也能冷静应对。

- **未来展望：DeepSeek如何守护全家安全**

   智能急救设备：

   手环监测心率/血氧，DeepSeek 自动判断是否需要心肺复苏。

   远程指导：

   拍照上传伤口，DeepSeek 语音指导如何包扎或送医。

> **一句话总结**

骨折别乱动，咬伤及时冲洗＋打针！用 DeepSeek 当随身急救手册，关键时刻不慌张！

第四节　异地就医攻略

检查报告全国通行证指南——跨省就医不用重复检查，像刷医保卡一样便捷。

一、认准"医疗通行证"：报告单上的"小星星"

报告单右上角标注的"★"（小星星），是国家卫生健康委员会推行的"检查结果互认标识"，代表该检查项目符合全国互认标准，可跨省直接使用，避免重复检查。

案例：跨省就医避坑记。

- 初级指令（基础识别）

"老家做的检查到北京能用吗？"

DeepSeek 基础回复：

"认准三编制：

全国 HR：走遍中国都能用。

京津冀 HR：北京、天津、河北通用。

省 HR：本省范围内有效。

小技巧：报告单右上角找标识。"

- 优化进阶（精准查询）

"上传血常规报告，标注哪些项目能全国通用？"

DeepSeek 升级回复：

"互认项目清单：白细胞计数（全国 HR）；血红蛋白（全国 HR）；C 反应蛋白（需重做）。

有效期：血常规 7 天内有效！"

- 高级玩法（智能管理）

"同步就诊记录，生成检查有效期提醒日历。"

DeepSeek 专业回复：

"智能提醒：

3月1日肝功能报告（还剩5天有效期）；

3月10日CT报告（即将超30天有效期）；

一键生成就医提醒：下次复诊请带最新报告！"

二、全国通用的"医疗货币"清单

根据国家卫生健康委员会《2025年检查检验结果互认工作方案》，全国范围内推行5大类42项基础检查项目互认，覆盖90%常见就医场景。在全国联网医院可直接使用，无需重复检查。

案例：肿瘤患者跨省治疗。

- 初级指令（快速核验）

"PET-CT报告全国通用吗？"

DeepSeek基础回复：

"2025最新政策：增强CT（全国HR）；核磁共振（区域HR）；PET-CT需重做（不在清单）。

替代方案：用增强CT+骨扫描组合。"

- 优化进阶（费用估算）

"对比重做CT与携带报告的就医成本！"

DeepSeek升级回复：

"北京就医成本对比：

直接使用报告：挂号费50元。

重做增强CT：850元+半天时间。

建议：提前打印纸质报告备用。"

- 高级玩法（电子报告库）

"建立家庭电子病历库，自动标注互认项目！"

DeepSeek 专业回复：

"智能档案功能：按"全国/区域/无效"分类报告；快速检索功能（按检查类型/日期）；过期报告自动标红提醒！"

三、必须重做的"六大铁律"

总结：超期"过期票"：检查结果失效。

病情"变天了"：症状与检查矛盾。

质量"不合格"：报告存在缺陷。

风险"红线区"：特殊项目必查。

纠纷"防火墙"：法律强制要求。

设备"不对焦"：技术差异导致结果偏差。

案例教学：术前检查风波。

- **初级指令（术前咨询）**

"手术前老家的检查能用吗？"

DeepSeek 基础回复：

"手术必重做项目：凝血功能（24 小时内）；心电图（7 天内）；

急诊手术例外（先救命）！"

- **优化进阶（时间管理）**

"计算检查时间窗：3 天前在杭州做的检查，明天北京手术能用吗？"

DeepSeek 升级回复：

"有效期倒计时：血常规（还剩 4 天）；凝血功能（超 24 小时）。

建议：今早 8 点前补做凝血检查！"

- **高级玩法（智能预约）**

"根据手术时间自动预约必要检查。"

DeepSeek 专业回复：

"智能预约方案：

术前 24 小时：凝血功能 + 传染病筛查。

术前 6 小时：最后血型复核。

检查室导航：门诊楼 3 层检验科。"

四、检查单跨省使用准备指南

作用：确保材料准备得如同办理签证般周全。

案例：糖尿病病人复诊。

- **初级指令（基础准备）**

"带哪些检查去北京看病？"

DeepSeek 基础回复：

"必带三件套：糖化血红蛋白（全国 HR）；眼底照相（区域 HR）；尿微量白蛋白（需重做）。

小贴士：检查单按时间排序。"

- **优化进阶（电子化攻略）**

"把纸质报告转电子版，方便医生查看！"

DeepSeek 升级回复：

"电子化三步法：

（1）用扫描 App 生成 PDF；

（2）命名格式：日期＋检查类型；

（3）上传医院 App 预问诊系统！"

- **高级玩法（智能预审）**

"提前发送检查报告给主治医师！"

DeepSeek 专业回复：

"智能沟通模板：

邮件标题：【王某某】3 月检查报告预审，

附件标注：全国 HR 项目用绿色高亮，

需确认问题：尿蛋白是否需要复查？"

五、哪些项目能"一单通用"

互认清单（截至 2025 年 3 月）：

检查类	检验类
X 线、CT、核磁共振（原始图像）	血常规、尿常规、肝功能、血糖

续表

检查类	检验类
心电图、超声（含甲状腺、心脏等）	乙肝/丙肝抗体、凝血四项
胃肠造影、血管造影	血细胞分析、尿沉渣
例外：PET-CT、基因检测暂不互认	例外：碳^{13}/碳^{14}呼气试验需停抗生素1个月

案例：

江苏的梁阿姨带着老家医院的CT报告到北京肿瘤医院，医生直接点击"互认"按钮，省去了重新检查的麻烦。

六、这些情况必须重做！别心疼钱

- **医生会重新开单的6种情况**

（1）病情变化快：例如发热患者退热后复查血常规。

（2）检查结果与症状不符：化验显示正常但患者高烧不退。

（3）重大治疗前：手术、输血前必须最新数据保安全。

（4）急诊抢救：时间就是生命，哪有时间等互认。

（5）司法鉴定：需要原始报告作为证据。

（6）患者主动要求：比如对报告有疑问想复查。

- **避坑指南**

血常规7天内有效，CT报告1个月有效，超时可能被要求重做。

空腹项目（如血糖）未按要求禁食，结果可能被拒认。

七、如何让检查单"全国通关"

- **DeepSeek指令优化技巧**

    结构化提问：

    "我是【50岁糖尿病病人】，【上周在老家做了糖化血红蛋白（6.5%）和心电图】，【现在到北京协和医院】，下一步怎么做？"

    DeepSeek 输出示例：

    "糖化血红蛋白（全国 HR）可以直接用，心电图需确认是否标注'京津冀 HR'。建议提前在手机存电子版，到院后主动出示给医生！"

    多模态处理：

    上传检查报告照片，要求 DeepSeek 标注"可互认项目"和"需重做项目"（如"请圈出有效期内的血常规"）。

    实时验证：

    追加指令"/evidence_level"查看建议依据（如"全国 HR 项目列表来自卫生健康委员会 2025 年文件"）。

- **避坑指南（保钱手册）**

    三大省钱铁律：

    （1）认星行动：只做带"全国 HR"标志的检查；

（2）时间管理：算准检查有效期（血常规 7 天 /CT 30 天）；

（3）电子备份：手机存好电子版 + 云备份！

重做检查预警清单：

（1）术前检查（哪怕昨天刚做）；

（2）急诊抢救（时间就是生命）；

（3）结果存疑（医生患者都困惑时）。

终极总结：

初级操作 = 找星星（识别互认标志）；

优化操作 = 管时间（把握有效期）；

高级玩法 = 建档案（智能管理报告）；

用好这三招，看病换医院就像坐公交一样方便！

- **未来展望**：DeepSeek如何帮你打通异地就医堵点

智能提醒：

手机 App 自动检测报告有效期，临近到期时推送"需重做"提醒。

远程调阅：

拍照上传检查单，DeepSeek 语音指导如何与医生沟通互认事宜（如"重点强调'全国 HR'标志"）。

医保联动：

检查费用直接医保结算，无需垫付和报销。

一句话总结

带星报告单省时省力，用 DeepSeek 当随身攻略，看病省心又省钱。

第五节　医保报销智能查询

看病换城市不用愁！输入医院、疾病类型，DeepSeek 迅速给出报销攻略，带您绕开 90% 的报销坑！（接下来教你用生活化语言快速掌握智能查询技巧！）

——实现对医疗保险资金到账情况的实时追踪！

一、基础操作：医保报销"入门三招"

通过标准化操作流程与智能工具辅助，帮助参保人快速掌握医保报销基础技能，实现就医费用高效结算。

案例：糖尿病复诊报销。

- 初级指令（新手必看）

"我在老家交医保，去北京看糖尿病能报销吗？"

DeepSeek 基础回复：

"三步走攻略：

（1）出发前在'国家医保服务平台'App 备案；

（2）看病时用社保卡直接结算；

（3）保留所有发票 + 检查单（至少保存 2 年）。

风险提示：没备案可能少报 30%。"

- **优化进阶（材料准备）**

    "要带哪些材料去窗口报销？"

    DeepSeek 升级回复：

    "报销四件套：

    （1）医院收费票据（盖红章）；

    （2）费用明细清单（列明每个项目）；

    （3）诊断证明书（医生签字）；

    （4）社保卡复印件。

    小技巧：用文件袋分类装好。"

- **高级玩法（电子化处理）**

    "手机拍照发票会失效吗？"

    DeepSeek 专业回复：

    "电子票据新规：

    电子发票与纸质同等效力。

    需打印：住院费用汇总清单。

    建议同步备份到网盘防丢失。"

二、跨省就医：报销比例"智能计算器"

基于参保地政策、就诊医院等级及医疗费用类型等参数，通过智能算法自动计算跨省就医报销金额，为患者提供精确的费用预估及个人负担提示。

案例：上海的肿瘤治疗。

- **初级指令（快速估算）**

    "胃癌化疗上海能报多少？"

DeepSeek 基础回复：

"基础算法：总费用 10 万 × 参保地比例 70%= 预计报 7 万。

注意：靶向药可能自费比例高！"

- **优化进阶（精准计算）**

"上传费用清单，区分可报/自费项目。"

DeepSeek 升级回复：

"智能分类：

可报：化疗药（白蛋白紫杉醇）。

自费：基因检测（8 000 元）。

替代方案：回参保地做检测可报销。"

- **高级玩法（智能对比）**

"对比三家医院报销差异。"

DeepSeek 专业回复：

"上海医院报销对比：

A 医院：直结比例 68%+ 床位费限报。

B 医院：直结比例 72%+ 检查费全包。

建议：提前电话咨询医院医保办。"

三、急诊抢救：72小时黄金补救

根据国家医保政策，急诊抢救费用可在 72 小时内补办异地就医备案并按参保地标准报销，逾期未备案者需提供急诊证明后按降低比例手工报销。

第四章 特殊场景应对策略

案例：旅游突发心肌梗死。

- **初级指令（紧急处理）**

"在海南旅游突发心肌梗死，没备案怎么办？"

DeepSeek 基础回复：

"急救三步曲：

（1）保留所有抢救记录（时间精确到分钟）；

（2）72 小时内补办异地备案；

（3）出院时索要'急诊诊断证明'。

风险提示：超过 72 小时可能拒赔。"

- **优化进阶（材料补救）**

"医院不给开急诊证明怎么办？"

DeepSeek 升级回复：

"维权四步法：

（1）复印病历抢救记录页；

（2）找值班医生签字确认；

（3）拨打'12393'医保热线求助；

（4）通过 App 申诉上传佐证。"

- **高级玩法（智能时间轴）**

"生成急诊报销时间管理表。"

DeepSeek 专业回复：

"倒计时提醒：

0~24 小时：收集急诊病历；

24~72小时：完成网上备案；

7天内：提交纸质材料。

逾期后果：报销比例降20%。"

四、智能管家：报销进度"实时追踪"

基于国家医保服务平台，通过实时数据交互实现报销进度全流程监控，参保人可随时查询申请状态、审核结果及资金到账时间，确保报销过程透明可追溯。

案例：慢性病门诊报销。

- 初级指令（基础查询）

"我的报销申请到哪一步了？"

DeepSeek 基础回复：

"查询三渠道：

（1）国家医保服务平台 App；

（2）参保地微信公众号；

（3）拨打'12393'热线。"

- 优化进阶（异常处理）

"显示'材料不全'被退回怎么办？"

DeepSeek 升级回复：

"补材料攻略：重新拍摄清晰发票（四角要拍全）；补开医生签字版诊断证明；5个工作日内重新提交。"

- **高级玩法（智能预警）**

    "同步银行账户，设置到账提醒。"

    DeepSeek 专业回复：

    "智能监控方案：绑定社保卡银行账号；设置金额变动提醒；自动生成年度报销汇总表。"

- **避坑指南（保钱手册）**

    三大报销铁律：

    备案要趁早：至少提前 2 个工作日。

    票据当钱管：丢一张可能损失上千元。

    材料要补全：72 小时内完成补正。

    常见报销陷阱：

    私立医院冒充公立（查看医院官网"事业单位"标识）；

    自费转医保需重开发票（缴费前就要说明）；

    中药代煎费可能不报销（提前问清）。

    终极总结：

    初级操作 = 备材料（发票 / 清单 / 证明）；

    优化操作 = 算明细（分项核对金额）；

    高级玩法 = 建系统（电子档案 + 智能提醒）；

    用好这三招，医保报销就像收快递一样简单！

- **未来展望**：DeepSeek 如何成为您的医保管家

    智能提醒：

    手机 App 自动检测备案有效期，临近到期时推送"3 天内需续办"提醒。

远程调阅：

拍照上传检查报告，DeepSeek 语音指导如何与医生沟通报销事宜（如"重点强调'全国 HR'标志"）。

医保联动：

检查费用直接医保结算，无需垫付和报销（2025 年已覆盖 90% 以上定点医院）。

一句话总结

输入医院＋疾病＋状态，DeepSeek 速出报销攻略！带娃看病不慌张，异地住院不垫资！

第五章

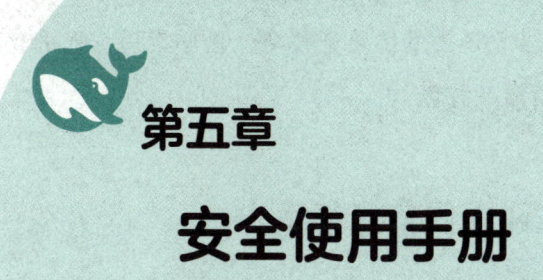

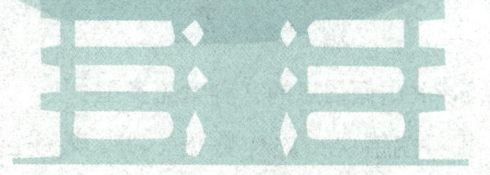

安全使用手册

第一节 虚假信息识别与规避

DeepSeek 有时会"编造"答案,跟着以下"防骗指南"避开 90% 的坑!用生活化场景掌握验证技巧,医学案例手把手教你用 DeepSeek 指令精准"打假"!

一、DeepSeek虚假信息怎么办

场景还原:

小王问 DeepSeek:"糖尿病病人能吃蜂蜜吗?"

DeepSeek 自信回答:"蜂蜜有助于免疫力提升,每天 1 勺没问题!"

结果小王查证发现,蜂蜜含果糖会升血糖,医生明确建议忌口。

DeepSeek 虚假信息的 3 种常见类型:

(1)事实性错误:虚构数据(如"某疫苗副作用致死率 10%")。

(2)逻辑混乱:循环论证(如"这个药安全,因为医生推荐")。

(3)过度延伸:局部经验推断整体(如"某患者吃某种药痊愈,所有人都能用")。

二、如何快速识别DeepSeek在"编故事"

1. 看它是否"偷懒"

模糊表述：用"可能""据称"但无来源（如"这个药治糖尿病有奇效"）；

重复用词：多次强调"权威"但拒绝提供证据（如"专家推荐，绝对安全"）。

2. 用"打破砂锅问到底"法

追问细节：

初级指令："这个药效果如何？"

进阶指令："请根据 2024 年《中国糖尿病指南》，说明二甲双胍的降糖效果及适用人群，标注证据等级（A/B/C）。"

高级指令："对比二甲双胍与钠—葡萄糖协同转运蛋白 2 抑制剂（SGLT2i）在心肾保护方面的差异，用表格展示 RCT 研究数据及指南推荐级别。"

查证矛盾：

用 DeepSeek、Claude、Gemini 同时提问"新冠后遗症有哪些"，若答案差异大则需警惕。

3. 看它是否"一本正经地胡说八道"

常识冲突：如"胰岛素会让人变胖，所以不用"（实际是剂量问题）。

专业漏洞：混淆"不良反应"和"禁忌证"（如"阿司匹林伤胃，胃溃疡患者不能用"正确，但说"所有人都不能用"就错了）。

三、规避虚假信息的"三步验证法"

第一步：给DeepSeek戴"紧箍咒"

结构化提问模板：

"我是【50岁男性，确诊糖尿病2年，空腹血糖8.5 mmol/L】，请根据2024年《中国心血管指南》说明：

（1）可能的心血管风险；

（2）用药方案（需标注ACEI/ARB优先推荐）；

（3）证据等级（A/B/C）。

限制生成范围：添加'仅回答已验证的公开信息，不编造假设'。"

第二步：多工具"对答案"

工具组合：

用DeepSeek提问后，再用Claude、Gemini交叉验证（如问"高血压病人能否喝咖啡"，对比3个模型的回答一致性）。

案例实战：

小李用3个DeepSeek查"新冠后遗症"，发现其中一个提到"永久性器官损伤"，但其他两个均未提及，最终确认该信息为虚假信息。

第三步：人工"找茬"

权威平台查证：
医疗问题查 UpToDate，法律问题查北大法宝。
逻辑链检验：
先问"阿司匹林的作用机制"，再问"为何胃溃疡患者禁用"，若中间步骤矛盾则需质疑。

四、证据等级快速判断指南

如何看懂 DeepSeek 标注的"A/B/C"

A 级（高可信）：多篇 RCT 研究 + 权威指南推荐（如"降压药首选 ACEI 类药物"）。

B 级（中可信）：单项 RCT 或观察性研究（如"咖啡可能降低糖尿病风险"）。

C 级（低可信）：专家意见或个案报告（如"某患者通过冥想治愈糖尿病"）。

避坑提示

警惕"100% 有效""绝对安全"等绝对化表述；

药品/医疗建议必须查证是否通过 CFDA/EMA 认证。

指令优化三步走（医学案例实战）

五、典型案例

案例一：高血压患者用药选择。

- **初级指令**

"高血压病人应该吃什么药？"

回答可能包含未经验证的偏方（如"芹菜汁降压"）。

- **进阶指令**

"作为 55 岁高血压患者，血压 160/95 mmHg，合并糖尿病，根据 2024 年《中国高血压指南》，推荐用药方案并标注证据等级！"

回答需包含：药物类别（ARB）、剂量调整原则、禁忌证。

- **高级指令**

"对比 ARB 类药物（如厄贝沙坦）与 CCB 类药物（如氨氯地平）在老年高血压患者中的疗效差异，用表格展示 RCT 研究数据、指南推荐级别及副作用风险！"

回答需结构化，包含对比维度及权威依据。

案例二：糖尿病饮食建议。

- **初级指令**

"糖尿病病人能吃水果吗？"

回答可能模糊（如"适量吃"）。

- **进阶指令**

"作为 60 岁 2 型糖尿病患者，空腹血糖 8.0 mmol/L，体重 70 kg，根据 2024 年《中国糖尿病指南》，制订一周食谱并标注升糖指数（GI）。"

回答需包含：每日总热量、三餐分配、替代主食建议。

- **高级指令**

"分析不同水果（苹果、西瓜、榴莲）的 GI 值及对血糖的影响，结合患者运动量推荐每日摄入量，并标注数据来源（如《中国食物成分表》）。"

回答需数据化，避免主观臆断。

证据等级验证三步法流程如下。

初级："高血压怎么治？"

中级："根据 2024 中国高血压指南，推荐一线用药有哪些？"

高级："验证 DeepSeek 建议：对比 ACEI 与 ARB 的 RCT 研究数据（附 PMID 编号）！"

- **未来DeepSeek如何更靠谱**

智能纠错：DeepSeek 自动检测矛盾信息并提示（如"您提供的两个数据不一致"）。

透明溯源：像论文一样标注引用来源，点击可跳转原文。

人机协作：关键决策需医生／律师二次审核（如手术方案需主刀医生确认）。

> 一句话总结

多问一句"凭什么信你？"，DeepSeek 再也不敢瞎编！

第二节　隐私保护与数据脱敏

患者信息是"隐私红宝书",保护不当可能惹大麻烦。跟着以下的"防泄密指南",让敏感数据安全又合规。(接下来教你用生活化场景掌握防护技巧!)

一、诊室里的"隐私盾牌"

通过防窥膜技术、智能隔断及数据加密等措施,结合法律规范,构建患者隐私保护屏障,防止诊疗信息泄露及被围观。

案例:糖尿病病人被当众问诊。

- **初级指令(基础防护)**

"医生在走廊大声问我爸的血糖值,怎么办?"

DeepSeek 基础回复:

"立即提醒三步走:

(1)举手示意需要私密空间;

(2)主动关上诊室门;

(3)要求医生调低说话音量。

风险提示:诊室门没关严等于开直播!"

- **优化进阶(智能设备)**

"怎么让电子叫号屏不显示全名?"

DeepSeek 升级回复：

"隐私叫号设置：

（1）显示就诊号 + 姓氏（如：A05 张先生）；

（2）语音播报只读编号；

（3）禁止显示疾病类型（如糖尿病优先）。"

- **高级玩法（声学防护）**

"安装诊室白噪音系统！"

DeepSeek 专业回复：

"智能降噪方案：

（1）门口播放流水声掩盖谈话；

（2）医生使用定向传声耳机；

（3）患者手机扫码获取文字版医嘱。"

二、病历本的"隐身术"

通过数据脱敏、去标识化及访问控制技术，对病历敏感信息进行隐私保护，既保障数据可用性又防止滥用，实现"可见不可用"的安全防护。

案例：癌症病人病历被复印外泄。

- **初级指令（纸质防护）**

"纸质病历怎么处理最安全？"

DeepSeek 基础回复：

"三锁原则：

（1）诊室病历柜要双人双锁；

（2）转运病历用带密码的收纳箱；

（3）废弃病历必须碎纸机处理。

小技巧：碎纸要碎成雪花状！"

- **优化进阶（电子脱敏）**

"上传CT报告，要求自动隐藏身份证号！"

DeepSeek 升级回复：

"智能脱敏设置：

（1）姓名→张华

（2）身份证→1101234×××××××××××；

（3）生日→199×年××月××日。

风险提示：地址要隐藏到街道。"

- **高级玩法（动态脱敏）**

"设置权限分级查看系统！"

DeepSeek 专业回复：

"权限管理：

（1）主治医生：查看完整信息；

（2）财务人员：只可见费用数据；

（3）科研人员：仅限脱敏后数据。"

三、手机问诊的"防盗锁"

通过端到端加密、生物识别认证及实时风控技术，结合隐私政策约束，构建手机问诊安全防护体系，抵御黑客攻击与数据窃听，保障诊疗信息传输安全。

案例：宝妈在线咨询泄露宝宝信息。

- 初级指令（基础防护）

　　"视频问诊时要露脸吗？"

　　DeepSeek 基础回复：

　　"隐私四不原则：

　　（1）不开启摄像头背景（可能暴露住址）；

　　（2）不透露详细住址；

　　（3）不展示药盒条形码；

　　（4）不发送身份证照片。

　　替代方案：用虚拟头像问诊。"

- 优化进阶（信息加密）

　　"医生要求发宝宝出生证明怎么办？"

　　DeepSeek 升级回复：

　　"安全传输三步法：

　　（1）添加'仅供就诊使用'水印；

　　（2）用医院官方加密通道发送；

　　（3）24 小时后主动撤回文件。

　　风险提示：微信直接发送＝裸奔。"

- 高级玩法（区块链存证）

　　"医疗记录上链保存。"

　　DeepSeek 专业回复：

　　"区块链保护方案：

　　（1）每次查看需患者授权；

　　（2）操作记录永久可追溯；

　　（3）异常访问即时警报；

（4）报告脱敏处理对比。"

初级："怎么保护病历隐私？"

中级："上传检查报告前需遮盖哪些信息？"

高级："设计匿名就诊方案：用虚拟ID替代姓名，病历加密存储（附技术原理说明）！"

第三节 医疗建议确认原则

有些病得"面对面"看！跟着这份"就医避坑指南"，关键时刻不迷路！（接下来教你用生活化场景掌握判断技巧！）

一、这些情况别犹豫，马上打"120"

通过胸痛/呼吸困难/意识丧失等危险信号识别口诀，结合黄金救援时间窗判断，立即启动"120"急救响应，同时实施心肺复苏等现场处置，确保生命安全。

案例：突发胸痛急救指南。

- 初级指令（新手求救）

"胸口突然疼得喘不过气，要马上去医院吗？"

DeepSeek 基础回复：

"危险信号自查：

（1）疼痛像大石头压胸口；

（2）左胳膊发麻像过电；

（3）浑身冒冷汗想吐。

立即行动：

（1）让患者原地坐下别乱动；

（2）拨打'120'说清症状。

风险提示：自己开车去医院可能猝死在路上。"

- **优化进阶（精准描述）**

    "55岁抽烟男，胸痛30分钟含硝酸甘油无效。"

    DeepSeek升级回复：

    "急救三件套：

    （1）告知'120'：'怀疑心肌梗死，含药无效'；

    （2）嚼碎300 mg阿司匹林（没过敏史）；

    （3）保持半坐位双腿下垂。

    风险提示：血压低于90/60 mmHg不能吃硝酸甘油！"

- **高级玩法（智能联动）**

    "同步智能手表数据：心率120次/分钟，ST段抬高！"

    DeepSeek专业回复：

    "紧急导航方案：

    （1）最近能做心脏支架的医院（3公里）；

    （2）心电图已发送急诊科主任；

    （3）预计救护车8分钟到达，保持通话指导。"

- **避坑口诀**

    错误：觉得"缓缓就好"而耽误救治。

    正确：宁可白跑一趟，不可错过黄金120分钟。

二、这些病必须面对面看医生

一句话总结

通过物理触诊、仪器检测及现场观察等面诊手段，结合疾病复杂性评估，确保诊断准确性与治疗安全性，避免远程医疗局限性，如同购房需实地考察规避风险。

案例：皮肤肿块疑云。

- 初级指令（线上咨询）

"背上长了个硬包，不疼不痒咋回事。"

DeepSeek 基础回复：

"初步建议：

（1）记录肿块大小（用硬币对比拍照）；

（2）观察是否快速增大。

危险信号：表面破溃/形状不规则要立即就诊！"

- 优化进阶（精准检查）

"肿块 2 个月从花生变鸡蛋大，求就诊指南。"

DeepSeek 升级回复：

"就诊三部曲：

（1）挂皮肤科做超声检查；

（2）必要时要穿刺活检；

（3）带齐历年体检报告。

风险提示：千万别自己挤破肿块。"

- 高级玩法（DeepSeek预诊）

"上传肿块照片 + 超声报告"

DeepSeek 专业回复：

"智能分析：

（1）70% 概率脂肪瘤（可观察）；

（2）25% 概率纤维瘤（建议切除）；

（3）5% 概率肉瘤（需立即住院）。

推荐：周三上午肿瘤科专家号。"

三、在线问诊的正确打开方式

先看看自己的病是否适合网上看，挑正规的平台，提前准备好病历和检查单，用安全的方式传信息，再听医生的建议，这样在线看病既方便又安全，就像导航避开堵车路线一样顺畅。

案例：甲状腺结节复查。

- **初级指令（基础咨询）**

"体检发现甲状腺结节，严重吗？"

DeepSeek 基础回复：

"初步判断：

（1）< 1 cm 且边界清晰可观察；

（2）> 1 cm 伴钙化要复查。

建议：每 6 个月查 B 超。"

- **优化进阶（报告分析）**

"上传 B 超报告：结节 1.2 cm，TI-RADS4a 类。"

DeepSeek 升级回复：

"分级解读：4a 类有 5~10% 癌变风险。

必做检查：穿刺活检 + 甲功七项。

挂号建议：周四下午甲状腺专病门诊。"

- **高级玩法（智能跟踪）**

  "建立结节变化时间轴。"

  DeepSeek 专业回复：

  "智能监测：

  （1）自动对比历年 B 超图像；

  （2）生长速度每年＞0.2 cm 标红预警；

  （3）生成复查提醒日历（带医院导航）！"

  避坑口诀：

  错误：看报告说"定期复查"就抛之脑后！

  正确：在手机日历设置 3 个提醒（前 1 周 / 前 1 天 / 当天）！

四、这些坑千万别跳

案例：肠癌误当痔疮。

- **初级警示（症状混淆）**

  "便血一定是痔疮吗？"

  DeepSeek 基础回复：

  "危险信号辨别：

  （1）痔疮：鲜红血附在表面。

  （2）肠癌：黯红血混在便中。

  （3）必做检查：40 岁以上建议检查肠镜。"

- **优化警示（延误治疗）：**

  "医生让观察 3 个月，结果查出晚期肠癌！"

DeepSeek 升级回复：

"复查红线：

（1）便血 + 体重下降必须立即检查；

（2）有家族史要提前到 35 岁筛查；

（3）观察期间出现腹痛立即叫停！"

- **高级警示（智能预警）**

"同步体检数据生成癌症风险报告！"

DeepSeek 专业回复：

"风险评估：

（1）便隐血阳性 +CEA 升高→高危；

（2）有家族史 + 长期便秘→中危；

（3）无风险因素→常规筛查。"

五、万能问诊模板

- **模板示例**

"我（58 岁男），高血压 10 年，最近半个月头晕像坐船，每天下午 3 点最严重，吃过倍他乐克没效果，需要做哪些检查？"

- **分步优化**

初级版：

"头晕要做什么检查？"

优化版：

"高血压患者头晕 3 天，下午加重！"

高级版：

"同步近 3 个月血压记录，排除颈动脉狭窄可能。"

- **避坑口诀**

  错误：只说"头晕"（医生可能当普通感冒）。

  正确：描述"像喝醉酒晕乎乎 / 天旋地转！"

- **终极总结**

  初级判断 = 看烟雾（识别危险信号）；

  优化决策 = 查火源（精准描述症状）；

  高级防护 = 装报警器（智能监测预警）。

  用好这三招，看病就医不迷路！

- **未来就医会变成什么样**

  智能分诊：DeepSeek 自动判断"您的胸痛需 30 分钟内线下就诊"；

  远程监测：可穿戴设备实时传输心电图给医生；

  透明信息：点击医院报告单可查看"DeepSeek 辅助诊断依据"。

> **一句话总结**

线上问诊是"导航仪"，线下就诊才是"安全带"！

第六章

高阶功能解锁

第一节 病历自动生成与优化

病历记录也能"一键生成"？跟着这份"DeepSeek病历秘籍"，让繁琐工作变轻松！（接下来教你用生活化场景掌握高效技巧！）

一、急诊抢救：3分钟生成救命病历（SOAP）

系统在3分钟内自动汇总患者病史、过敏药、检查结果等救命信息，让医生一眼看清关键情况，争取黄金抢救时间！

案例：心肌梗死病人急救记录。

- 初级指令（速览关键）

"男，50岁，胸痛大汗30分钟，心电图ST段抬高！"

DeepSeek 基础回复：

S：患者主诉"胸口像压大石头，左胳膊发麻"；

O：血压180/110 mmHg，心率120次/分，心电图V1~V4导联ST段抬高≥2 mm；

A：急性前壁心肌梗死；

P：立即嚼服阿司匹林300 mg，准备急诊PCI手术。

风险提示：需人工核对患者是否阿司匹林过敏！

- **优化进阶（精析数据）**

    "补充：有高血压史 10 年，平时吃硝苯地平。"

    DeepSeek 升级回复：

    新增评估：

    高血压 3 级 极高危组；

    需监测介入术后肾功能。

    新增计划：

    术前急查肌酐清除率；

    术后改用氨氯地平控制血压。

- **高级玩法（智能联动）**

    "同步入院血检数据：肌酐 120 μmol/L！"

    DeepSeek 专业回复：

    自动预警：

    对比剂肾病高风险！

    建议：

    术前水化治疗；

    优先选择等渗对比剂；

    生成患者肾功能监测表（术后 6/12/24 小时）。

二、糖尿病管理：打造终身健康档案

每天记录血糖值、用药情况和饮食运动数据，形成专属健康档案，帮助医生精准调整治疗方案，实现糖尿病终身科学管理。

案例：糖尿病病人复诊记录。

- 初级指令（基础建档）

    "女，58岁，2型糖尿病，空腹血糖9.0 mmol/L！"

    DeepSeek 基础回复：

    S："最近总口渴，夜尿3~4次；"

    O：BMI 28kg/m^2，足背动脉搏动减弱，糖化血红蛋白8.5%；

    A：糖尿病伴周围血管病变；

    P：二甲双胍加量至1 g bid，建议内分泌科随访。

- 优化进阶（个性化方案）

    "补充：患者抗拒打胰岛素，有视网膜病变！"

    DeepSeek 升级回复：

    调整计划：

    加用西格列汀口服；

    每月眼科检查；

    生成足部护理图示（扫码查看）；

    订制控糖食谱（附超市采购清单）。

- 高级玩法（家庭联动）

    "同步家属微信，生成用药提醒！"

    DeepSeek 专业回复：

    智能提醒系统：

    每日19:00微信推送："该测晚餐后血糖啦！"

药盒警报：漏服二甲双胍自动通知子女！

复诊前3天推送："记得带眼底照相报告！"

三、教学查房：5分钟完成病例汇报

一键生成结构化病例汇报，5分钟搞定病史、检查、诊断全流程，重点突出、逻辑清晰，让教学查房更高效！

案例：肺炎病人教学汇报。

- **初级指令（框架搭建）**

"肺炎患者，男，70岁，咳嗽发热3天！"

DeepSeek 基础回复：

S：黄痰、夜间盗汗；

O：体温38.5 ℃，右下肺湿啰音，CRP 80 mg/L；

A：社区获得性肺炎（CURB-65评分1分）；

P：头孢曲松抗感染，3天后复查胸部X线片。

- **优化进阶（教学重点）**

"突出鉴别诊断：肺结核？肺癌？"

DeepSeek 升级回复：

教学要点：

肺结核鉴别：

建议痰找抗酸杆菌；

询问结核接触史；

肺癌警示：

吸烟 40 年需警惕；

若 2 周未愈建议胸部 CT。

- **高级玩法（三维展示）**

"上传 CT 影像，生成 3D 肺部模型！"

DeepSeek 专业回复：

交互式教学工具：

点击病灶显示解剖定位；

实时对比治疗前后影像；

嵌入随堂测试："请指出肺叶分段位置！"

四、避坑指南（保命三原则）

隐私防护：

启用"匿名化"功能：自动替换患者姓名为"张先生 A01"；

报告生成后自动删除聊天记录；

选择本地化部署系统（数据不出医院内网）。

人工核查：

医生必须核对关键数据：

用药剂量小数点（如 $0.5\,g \neq 5\,g$）；

过敏史红色警示标识；

检查结果与诊断逻辑一致性。

法律合规：

添加电子签名＋时间戳；

系统自动留存修改记录（可追溯至毫秒级）；

每月导出归档，符合《电子病历管理规范》。

终极总结：

初级应用＝打字员（快速记录）；

优化应用＝智能助手（分析提醒）；

高级应用＝医疗大脑（预警教学）。

用好这三招，写病历就像玩拼图一样简单有趣！

- **未来病历会变成什么样？**

语音生成病历：对着手机说出病情，DeepSeek 自动生成带语音转写和关键词标注的 SOAP（S，主观资料；O，客观资料；A，评位；P，诊疗计划）记录；

跨机构共享：点击患者 ID 即可查看所有就诊记录，避免重复检查；

风险预警：当病历中"跌倒史"与"降压药"同时出现时，自动弹出防跌倒建议。

一句话总结

SOAP 模板是"诊疗基石"，DeepSeek 是"智能助手"！

第二节　科研网页速览与分析

海量文献也能"一键拆解"！跟着下面的"科研导航图"，教你用生活化场景掌握高效技巧！（接下来教你用手机 App 快速提取关键数据！）

一、文献筛选：像"挑水果"一样找好文章

就像挑水果要看果皮、果蒂和手感一样，筛选文献要检查期刊影响因子、研究方法和数据完整性，用快速浏览摘要图表、借助 EndNote 等工具标记的技巧，从海量文献中高效获取可靠信息。

案例：糖尿病新药研究筛选。

- 初级指令（菜鸟入门）

"帮我找最近 3 年关于糖尿病新药的研究。"

DeepSeek 基础回复：

已筛选：

（1）《SGLT-2 抑制剂对老年糖尿病患者心血管结局的影响》（2024）；

（2）《GLP-1 受体激动剂联合治疗观察》（2023）。

风险提示：排除动物实验和个案报告。

- **优化进阶（精准定位）**

    "只要 RCT 研究，样本量 > 100 人，排除药厂赞助的！"

    DeepSeek 升级回复：

    精准过滤：剩余 5 篇合格文献。

    重点关注：

    （1）第 3 篇：多中心双盲试验（样本量 1 200 人）；

    （2）第 5 篇：亚洲人群专项研究！

    小技巧：用"文献鸟"设置每周自动推送！

- **高级玩法（智能预警）**

    "同步我的研究课题，自动标记相关度高的段落。"

    DeepSeek 专业回复：

    智能标重点如下。

    （1）绿色：血糖控制数据；

    （2）黄色：不良反应报告；

    （3）红色：统计方法争议点；

    （4）生成文献关联图谱（显示研究网络）。

二、数据提取：拆解论文

在提取论文数据时，要运用快速扫描图表、借助 NoteExpress 这类工具标记重点的方法，从论文里精准找出关键的研究结果和数据，过滤掉引言、讨论中冗长多余的内容，高效获取有价值的信息。

案例：降压药认知功能研究。

- 初级指令（基础拆解）

  "提取这篇 RCT 的核心数据！"

  DeepSeek 基础回复：

  基本信息：

  2023 年发表于 *Hypertension*；

  样本量：800 人（65 岁以上）；

  干预组：新型降压药 X；

  注意：失访率未明确说明！

- 优化进阶（深度挖掘）

  "重点提取 MMSE 评分变化和不良反应数据！"

  DeepSeek 升级回复：

  关键数据：

  MMSE 评分：

  干预组 +2.3 分（$P<0.05$）；

  对照组 +0.5 分。

  不良反应：

  头晕发生率 15%（*vs.* 对照组 5%）。

  提示：需核对是否使用校正统计方法！

- 高级玩法（智能对比）

  "对比 10 篇文献的认知改善数据。"

  DeepSeek 专业回复：

森林图分析：

新型降压药平均改善 1.8 分（95%CI 1.2~2.4）！

异质性检测：I^2=45%（中度异质）！

推荐：使用随机效应模型汇总！

三、指南解读：把"天书"变成"说明书"

就像看家电说明书先读目录、再按步骤操作一样，解读专业指南要先明确目标（如诊断标准/用药方案），再分步骤拆解核心内容（证据等级/推荐强度），用荧光笔标注关键数据，结合临床案例转化为可执行的"操作手册"，让晦涩指南变身实用说明书。

案例：高血压分级诊疗指南。

- 初级指令（术语翻译）

"解释'基层首诊率≥70%'什么意思？"

DeepSeek 基础回复：

大白话解释：10 个高血压患者中，至少 7 个要先在社区医院看病！

好处：避免都挤到大医院；

实操：教会患者使用家庭血压计。

- 优化进阶（流程图生成）

"把转诊流程画成手机能看的图！"

DeepSeek 升级回复：

可视化流程图：患者在家测血压＞160/100 mmHg→社区医生评估→需专科处理→绿色通道转三甲医院；

扫码查看附近签约社区医院。

- 高级玩法（个性化适配）

"结合我院实际情况生成执行方案。"

DeepSeek 专业回复：

订制方案

（1）每周四下午开设"高血压专病门诊"；

（2）开发"血压管理"小程序（带用药提醒）；

（3）对老年患者提供上门测血压服务。

需解决：社区医院降压药品种不全问题！

避坑指南（保命三招）

（1）数据陷阱。

错误：直接把"130 mmHg ± 15 mmHg"当准确值→可能掩盖个体差异！

正确：同时记录"最小值 100 mmHg~最大值 180 mmHg！"

（2）文献误区。

错误：盲目相信"高影响因子"→某顶刊论文因统计错误被撤稿！

正确：用"GRADE 标准"评估证据质量！

（3）工具风险。

错误：用微信传输患者数据→可能泄露隐私。

正确：使用医院内网加密系统传输！

终极总结

初级操作＝捡贝壳（收集基础信息）；

优化操作＝开珍珠（挖掘深层价值）；

高级玩法＝造游艇（构建知识体系）。

用好这三招，科研就像海边度假一样轻松！

• **未来科研会变成什么样**

智能摘要：对着文献说"请用3句话总结糖尿病治疗新进展"，DeepSeek自动生成带关键数据标注的摘要。

跨数据库比对：点击"高血压"关键词，自动对比10个数据库中的研究结论差异。

风险预警系统：当分析中发现"干预组与对照组基线不齐"时，自动弹出修改建议。

一句话总结

健康数据原本零零散散，DeepSeek能把它们整理成一张完整的健康报告，一眼看清问题。

第三节　健康数据可视化

健康数据也能"看得见摸得着"，跟着这份"健康管理导航图"，教你用手机轻松掌握身体密码。（接下来教你用生活化场景玩转数据工具。）

一、高血压管理：从"数字堆"到"趋势图"

就像用天气趋势图预测降雨一样，每天记录血压值并连成曲线，既能发现早晚波动规律，又能识别季节变化影响，帮你像看股票K线图一样动态调整用药和生活方式，把零散数字变成精准控压指南！

案例：65岁病人张大爷的高血压管理。

- 初级指令（新手记录）

"今天血压 150/95 mmHg，有点头晕。"

DeepSeek 基础回复：

记录已保存：

血压：150/95 mmHg。

症状：轻微头晕。

建议：1 小时后复测，减少今日盐分摄入。

风险提示：连续 3 天超标需就医！

- 优化进阶（智能分析）

"生成最近一周的血压波动图。"

DeepSeek 升级回复：

可视化报告：

晨间血压普遍 > 140/90 mmHg（可能与起床过快有关）。

发现规律：每天下午 3 点血压最低。

异常值：3月12日晚餐后达160/100 mmHg（标注当天吃了腊肉）。

建议：

（1）设置"缓慢起床"闹钟提醒；

（2）晚餐前自动推送低盐食谱。

- **高级玩法（多维度关联）**

"同步用药记录和睡眠数据。"

DeepSeek 专业回复：

综合看板：

（1）发现漏服降压药次日血压飙升15%；

（2）睡眠＜6小时时血压平均升高10 mmHg。

生成给医生的图文报告：

（1）附30天血压/用药/睡眠曲线图；

（2）标出需要调整用药的时间段。

隐私保护：报告自动隐去姓名和身份证号。

二、糖尿病管理：让血糖值"会说话"

就像查天气App预测下雨一样，每天记录血糖值并分析趋势，系统会提前提醒你血糖可能升高或降低，帮你及时调整饮食和运动，让血糖值像天气预报一样"说话"，预防高低血糖发生。

案例：糖尿病病人李阿姨的饮食管理。

- **初级指令（基础记录）**

    "早餐后 2 小时血糖 9.8 mmol/L。"

    DeepSeek 基础回复：

    记录卡生成：

    （1）早餐：1 碗粥 +2 个包子；

    （2）血糖：9.8 mmol/L；

    评价：黄灯（正常范围 < 7.8）。

    建议：

    （1）明日早餐改吃全麦面包；

    （2）餐后散步 30 分钟。

- **优化进阶（智能关联）**

    "分析血糖与饮食的关系。"

    DeepSeek 升级回复：

    食物红黑榜：

    （1）升糖炸弹：白粥（餐后血糖 +3.2 mmol/L）；

    （2）中等风险：荞麦面（+2.1 mmol/L）；

    （3）安全选择：鸡蛋蔬菜沙拉（+0.8 mmol/L）。

    功能：拍照识别食物自动计算升糖指数。

- **高级玩法（预警系统）**

    "设置动态血糖仪异常警报。"

    DeepSeek 专业回复：

智能守护：

血糖< 3.9 mmol/L：

（1）手机震动+闪光警报；

（2）自动推送"立即吃3颗糖"指导。

血糖> 13.9：

（1）语音播报"请检测酮体"；

（2）一键呼叫紧急联系人。

隐私设置：警报信息仅本人可见。

三、用药管理：像"快递追踪"一样清晰

就像用快递单号追踪包裹一样，通过手机App设置用药提醒、扫码记录服药状态、智能药盒分类存放，让每一粒药的服用时间、剂量都像快递物流信息般清晰可查，彻底杜绝漏服错服，守护用药安全。

案例：王奶奶的降压药管理。

- 初级指令（基础提醒）

"设置早8点吃降压药。"

DeepSeek 基础回复：

基础提醒：

（1）每天8:00准时响铃；

（2）显示药盒照片：红色小药片。

记录功能：点击"已服用"按钮存档。

- 优化进阶（智能纠错）

  "发现同时服用降压药和退烧药。"

  DeepSeek 升级回复：

  风险预警：

  药物冲突：布洛芬可能减弱降压效果。

  替代方案：

  （1）改用对乙酰氨基酚退烧；

  （2）加强血压监测（每 2 小时 1 次）。

  一键咨询药师功能。

- 高级玩法（家庭联动）

  "同步子女手机监督用药。"

  DeepSeek 专业回复：

  家庭看板：

  （1）今日已服药：降压药、钙片；

  （2）漏服：维生素 D（已通知女儿下班补买）。

  月度报告：

  （1）用药依从率 92%；

  （2）发现周二最常漏服（因广场舞活动）。

  隐私保护：子女只能看到是否服药，看不到具体病情。

- 避坑指南（保命三原则）

  数据安全：

（1）设置"健康数据保险箱"；

（2）指纹/人脸识别查看详细记录；

（3）分享报告时自动打码关键信息。

人工复核：

遇到这些情况必须找医生：

（1）连续3天血压＞160/100 mmHg；

（2）血糖仪显示"HI"（超过33.3 mmol/L）；

（3）用药后出现皮疹/呼吸困难。

设备校准：

（1）每月1次；

（2）用医院静脉血对比血糖仪数值；

（3）检查血压计袖带是否漏气。

- **终极总结**

（1）初级记录＝记账本（记下数字）；

（2）优化分析＝计算器（发现规律）；

（3）高级预警＝警报器（防患未然）。

用好这三招，健康数据就像贴身保镖一样可靠。

- **未来健康管理会变成什么样**

语音生成记录：对着手机说"今天胃疼3次，吃了吗丁啉"，DeepSeek自动生成带时间戳的记录；

跨平台协同：医院、药店、家庭药箱数据打通，点击"糖尿病"标签即可查看所有相关记录；

风险预警系统：当"用药间隔＜12小时"与"肝功能异常"同时出现时，自动弹出"需调整方案"。

> **一句话总结**
>
> 数据是"砖瓦"，可视化是"装修图纸"！

第四节　健康预警系统

用 AI 当"健康守门员"，异常指标早发现、早干预！（接下来教你如何用 DeepSeek 搭建个人健康防线！）

一、预警场景全覆盖（哪些情况必须警惕）

- **致命错误示范**

"连续 3 天血压＞ 140/90 mmHg 却未察觉，直到脑出血才就医"→错过最佳干预窗口！

- **正确启动条件**

慢性病监测：

血糖连续 2 次空腹＞ 7.0 mmol/L（糖尿病风险）；

血压持续≥ 130/85 mmHg（高血压 1 级预警）。

急性事件预警：

心率> 120 次 / 分钟 + 胸痛（心肌梗死风险）；

血氧饱和度< 93%（呼吸衰竭预警）。

生活方式异常：

熬夜> 3 天 + 睡眠质量< 6 小时（免疫力下降）；

运动量< 5000 步 / 日 +BMI > 28 kg/m^2（代谢综合征风险）。

二、数据准备与上传指南（精准预警的前提）

- **操作方法**

设备选择：

（1）智能手表（监测心率 / 血氧）；

（2）血糖仪（每周 2 次指尖采血）；

（3）体脂秤（每月 1 次体成分分析）。

数据整理表：

指标	数值	参考范围	备注
空腹血糖（mmol/L）	6.5	3.9~6.1	边缘升高
血压（mmHg）	138/88	<130/85	需动态监测
睡眠时长（h）	5	7~8	连续 3 天异常

- DeepSeek分析指令

"请分析我的健康数据,标记异常指标并生成干预建议,输出格式:表格+趋势图+行动清单!"

三、异常数据自动提醒示例

案例一:糖尿病风险预警。

触发条件:连续 2 次空腹血糖＞ 6.1 mmol/L。

提醒方式:

(1)手环震动+弹窗提示:"血糖偏高,请减少精制糖摄入";

(2)短信推送:低 GI 食物推荐清单(如燕麦/藜麦);

(3)语音助手:"建议明天加测餐后 2 小时血糖。"

案例二:脑卒中早期预警。

触发条件:

血压＞ 180/120 mmHg;

舌头麻木+单侧肢体无力。

应急响应:

(1)自动拨打"120"并发送定位;

(2)语音指令:"请平躺,保持呼吸通畅";

(3)同步家属手机:"患者疑似脑卒中,急救车正在路上。"

四、个性化干预方案生成(从"预警"到"行动")

- **示例指令**

"根据我的数据(35 岁男性,BMI 29 kg/m^2,甘油三酯 5.2 mmol/L),生成 30 天减脂计划。"

- **DeepSeek输出**

饮食调整:

(1)每日热量缺口 500 kcal;

(2)禁食:油炸食品 / 精制糖;

(3)推荐:鸡胸肉 + 西蓝花 + 希腊酸奶。

运动计划:

(1)周一 / 周三 / 周五:高强度间歇训练(HIIT)训练(20 分钟);

(2)周二 / 周四:游泳(40 分钟);

(3)周六:爬楼梯(15 层 ×3 组)。

监测指标:

(1)每周测量腰围;

(2)每月复查血脂四项。

- **未来展望:DeepSeek如何重新定义健康管理**

基层医疗升级:

(1)社区医院用 DeepSeek 分析居民健康数据,自动推送:

（2）高血压高危人群清单（准确率92%）；

（3）糖尿病前期干预方案（含药物剂量建议）。

精准医疗突破：

DeepSeek通过学习百万级病例数据，能预测：

"您的颈动脉斑块增长速率每年＞0.5 mm→建议立即启动他汀治疗。"

"基因检测显示 *APOE4* 突变→阿尔茨海默病风险升高3倍，需提前10年干预。"

终极愿景：

健康数据＝原材料，DeepSeek＝智能工厂，医生＝质量监督员——疾病防控也能像工业流水线一样高效。